Neha Ingle
Anantkumar Heda
Manoj Likhitkar

Ampliação em endodontia

Neha Ingle
Anantkumar Heda
Manoj Likhitkar

Ampliação em endodontia

Aumente sua visão

ScienciaScripts

Imprint
Any brand names and product names mentioned in this book are subject to trademark, brand or patent protection and are trademarks or registered trademarks of their respective holders. The use of brand names, product names, common names, trade names, product descriptions etc. even without a particular marking in this work is in no way to be construed to mean that such names may be regarded as unrestricted in respect of trademark and brand protection legislation and could thus be used by anyone.

Cover image: www.ingimage.com

This book is a translation from the original published under ISBN 978-620-8-01056-0.

Publisher:
Sciencia Scripts
is a trademark of
Dodo Books Indian Ocean Ltd. and OmniScriptum S.R.L publishing group

120 High Road, East Finchley, London, N2 9ED, United Kingdom
Str. Armeneasca 28/1, office 1, Chisinau MD-2012, Republic of Moldova, Europe
Printed at: see last page
ISBN: 978-620-8-07697-9

<u>RECONHECIMENTO</u>

Em primeiro lugar, gostaria de agradecer a Deus Todo-Poderoso por ter derramado sobre mim as suas bênçãos e por me ter dado força e coragem desde o início até à conclusão deste livro. Sem estas bênçãos e bondade, esta tarefa hercúlea teria sido impossível de completar. Curvo a minha cabeça perante ti, meu Senhor.

Gostaria de agradecer ao meu pai, **Tejrao Damodar Ingle**, e à minha mãe, **Kalpana Tejrao Ingle**, por terem feito inúmeros sacrifícios durante a minha educação e por me terem encorajado e apoiado moralmente de forma constante. Gostaria de agradecer à minha cara-metade **Sangam Wamanrao Mohod** por ter sempre acreditado em mim e me ter apoiado em todas as dificuldades. Gostaria também de agradecer ao meu irmão **Abhijeet** por me ter dado sempre sugestões oportunas.

Não há palavras para exprimir o profundo sentimento de gratidão e o sincero apreço pelo meu estimado orientador, **o Dr. Anantkumar Heda** (Professor, Departamento de Dentisteria Conservadora e Endodontia), sem a sua valiosa orientação e o seu constante encorajamento e apoio, não teria sido capaz de obter tanto deste curso.

As palavras não são suficientes, pois gostaria de expressar os meus sinceros cumprimentos ao meu respeitado professor **Dr. Manoj Likhitkar** (Professor e HOD, Departamento de Dentisteria Conservadora e Endodontia) pelo seu valioso apoio, sugestões oportunas e partilha da sua preciosa experiência.

É uma honra para mim expressar a minha gratidão ao **Dr. Panjabrao Wanjari** (Reitor **do** Dr. R. R. Kambe Dental College and Hospital, Akola) por me ter proporcionado todas as facilidades e orientações valiosas.

Gostaria de agradecer à **Dr.ª Deepali Birla**, ao **Dr. Govind Agrawal**, à **Dr.ª Mamta Madavi**, ao **Dr. Shehabaz khan**, ao **Dr. Bhupendra Lokhande**, à **Dr.ª Shripriya Rahane** e à **Dr.ª Shilpa Pandey** pelo seu incentivo e apoio sem fim.

O meu reconhecimento ficará incompleto se não expressar os meus agradecimentos aos meus colegas **Dr. Thanima Chandran** e **Dr. Pooja Warade** pelo seu apoio constante. Gostaria também de agradecer à **Dra. Anila, à Dra. Kavita, ao Dr. Chetan, ao Dr. Mahesh, à Dra. Akansha e ao Dr. Vyankatesh** pela ajuda constante ao longo do curso.

...Neha

Índice

1. INTRODUÇÃO 4

2. HISTÓRIA 9

3. REVISÃO DA LITERATURA 23

4. ANATOMIA DO MICROSCÓPIO 34

5. COMPONENTES ESTRUTURAIS E SUAS FUNÇÕES.......................36

6. PRINCÍPIO DE FUNCIONAMENTO DO MICROSCÓPIO 49

7. POSIÇÕES OPERACIONAIS 61

8. ACESSÓRIOS PARA MICROSCÓPIO 69

9. VANTAGENS e DESVANTAGENS das MICROSCOPAS 73

10. IDEIAS ERRADAS SOBRE MICROSCÓPIOS................................77

11. APLICAÇÕES DOS MICROSCÓPIOS EM ENDODONTIA 80

12. ÂMBITO FUTURO DO MICROSCÓPIO EM ENDODONTIA 122

13. RESUMO 128

14. CONCLUSÃO 131

15. BIBLIOGRAFIA 133

1. INTRODUÇÃO

"HÁ O QUE SE SABE,

O QUE NÃO SE SABE,

E

O QUE NÃO SE SABE

É QUE NÃO SE SABE".

Dr. Cliff Ruddle

Os endodontistas têm-se gabado frequentemente de poderem fazer grande parte do seu trabalho de olhos vendados, simplesmente porque **não** há **"nada para ver"**. A verdade é que há muito para ver, se ao menos tivéssemos as ferramentas corretas. [1] Embora os médicos se esforcem sistematicamente por criar selos livres de bactérias, o poder de resolução do olho humano sem ajuda é de apenas 0,2 mm. A maior parte das pessoas que vêem dois pontos a uma distância inferior a 0,2 mm vêem apenas um ponto. [1] É difícil, mesmo para um cientista, ter uma compreensão intuitiva do tamanho. Especificamente, um dentista deve ter uma compreensão exacta da relação entre as dimensões brutas envolvidas nos procedimentos de restauração e as dimensões dos elementos deletérios que causam o fracasso da restauração, tais como bactérias, margens abertas e imperfeições nos materiais de restauração. Uma obturação ou uma coroa podem parecer bem colocadas, mas se as bactérias conseguirem penetrar através da junção entre o dente e o material de restauração, o tratamento fica comprometido. [1]

Até há pouco tempo, a terapia endodôntica era realizada utilizando a sensibilidade tátil e a única forma de ver o interior do canal radicular era através de uma radiografia. A presença de qualquer problema endodôntico (uma saliência,

4

uma perfuração, uma obstrução ou um instrumento partido) só pode ser sentida e a gestão clínica do problema nunca era previsível e dependia do acaso. A maior parte dos procedimentos endodônticos ocorria num vazio visual, o que valorizava a destreza tátil, a imagem mental e a perseverança do médico. Assim, o dentista está claramente em grande desvantagem, porque se o pode ver, então só o pode proteger. [1]

A medicina dentária moderna coloca muitas exigências rigorosas ao dentista. Um atributo necessário para o trabalho clínico é um elevado nível de acuidade visual, especialmente para a visão de perto. Uma forma comum de conseguir uma melhor visão é aproximar-se do doente, ampliando efetivamente a área de interesse. Isto tem duas desvantagens principais; em primeiro lugar, este movimento pode colocar o clínico numa postura comprometida, que pode, com o tempo, causar problemas musculares e ortopédicos. Em segundo lugar, à medida que o dentista atinge a meia-idade, o envelhecimento fisiológico do olho causa uma incapacidade de focar objectos próximos; presbiopia. Um método possível para melhorar a visão clínica é utilizar a ampliação.[1]

Nos últimos 15 anos, (tanto na endodontia cirúrgica como na não cirúrgica) registou-se uma explosão de novas tecnologias, novos instrumentos e novos materiais. Estes desenvolvimentos melhoraram a precisão com que a endodontia pode ser efectuada. Os avanços permitiram ao médico realizar procedimentos que eram considerados impossíveis ou que só podiam ser efectuados por um médico extremamente talentoso ou com sorte.[1]

A evolução mais importante foi a introdução e depois a adoção generalizada do microscópio operatório. Qualquer dispositivo que aumente ou melhore o poder de resolução de um médico é extremamente benéfico para a produção de uma medicina dentária de precisão. Os dentistas de restauração, periodontistas e endodontistas efectuam rotineiramente procedimentos que requerem uma resolução muito superior ao limite de 0,2 mm da visão humana. [1]

Margens de coroa, procedimentos de destartarização, incisões, localização de canais radiculares, remoção de cáries, reparação de furca e perfuração, colocação de pilar ou sua remoção e procedimentos de enxerto de tecido ósseo e mole são apenas alguns dos procedimentos que exigem tolerâncias muito para além do limite de 0,2 mm. [1]

O microscópio operatório é utilizado há décadas em muitas outras disciplinas médicas.

1) oftalmologia

2) neurocirurgia

3) cirurgia reconstrutiva

4) otorrinolaringologia

5) cirurgia vascular[1] .

A introdução do microscópio operatório na medicina dentária revolucionou a forma como a endodontia é praticada em todo o mundo.[1] A luz e a ampliação determinaram um novo padrão de qualidade superior na profissão. [2] A microscopia é uma especialidade jovem em grande e contínua evolução, não só no campo da aplicação, mas também no desenvolvimento de novos instrumentos e técnicas. A medicina dentária baseia o seu padrão de qualidade na realização da maior precisão possível. Conceitos baseados na evolução, aplicações de tecnologia avançada, caraterísticas de materiais aperfeiçoados trouxeram grandes melhorias nos resultados a longo prazo e uma excelente previsibilidade nas técnicas cirúrgicas. [2] O benefício da incorporação do microscópio na prática clínica não parecia aparente no início; no entanto, em pouco tempo, tornou-se evidente que os benefícios clínicos excederam em muito as expectativas, ao ponto de alguns procedimentos endodônticos como apicectomias, osteotomia, obturação retrógrada e sutura serem totalmente diferentes do que antes. [3]

A introdução do microscópio operatório alterou a endodontia cirúrgica e não cirúrgica. [1] A visualização de detalhes finos é melhorada através do aumento do tamanho da imagem do objeto. [4] Em casos não cirúrgicos, todos os desafios existentes na porção reta do canal, mesmo que localizados na parte mais apical, podem ser facilmente visualizados e tratados com competência ao microscópio. [1] Podemos agora localizar e tratar o quarto canal num dente molar, e gerir erros de procedimento e perfurações com um grau de certeza e confiança nunca antes possível.[3]

A abordagem cirúrgica endodôntica moderna exige uma abordagem microscópica. [1] Uma das vantagens mais importantes da utilização do microscópio é a avaliação das nossas técnicas cirúrgicas. A racionalidade do tratamento pode ser esclarecida através da realização de procedimentos de determinadas formas. [2] Os tecidos a manipular são geralmente muito finos, o que resulta numa situação em que a capacidade de visão natural atinge o seu limite. [4] Na endodontia cirúrgica, é possível examinar cuidadosamente o segmento apical da raiz sem um bisel exagerado, facilitando assim a preparação da cavidade de classe I ao longo do eixo longitudinal da raiz. [5]

A gestão cirúrgica dos tecidos moles é também muito melhorada por uma abordagem microscópica, conduzindo a uma cicatrização mais rápida, a uma gestão menos traumática dos tecidos moles e ao advento de técnicas de sutura microcirúrgicas que minimizam o trauma e conduzem a uma rápida cicatrização de feridas por intenção primária. [1] A cirurgia apical pode agora ser realizada com precisão e previsibilidade, eliminando o fator de adivinhação inerente à cirurgia endodôntica convencional. [5] Estas são apenas algumas das aplicações endodônticas de uma abordagem microscópica, mas existem outras, como reparações de raízes laterais, reparações de perfurações, reparações de reabsorções invasivas cervicais externas e outras reparações de reabsorções que também beneficiam de uma abordagem microscópica.[1] Na realidade, todos os procedimentos clínicos endodônticos devem ser realizados sob iluminação, ampliação e ergonomia constantes. À medida que o microscópio cirúrgico for ganhando aceitação generalizada na endodontia, as vantagens da sua utilização na prestação de cuidados de precisão serão transferidas para a dentisteria de restauração e, eventualmente, tornar-se-á uma abordagem universal para todas as fases da medicina dentária. [1]

Os dispositivos de ampliação mais comuns que foram introduzidos na endodontia são as lupas, o microscópio cirúrgico e, mais recentemente, o endoscópio. [6] A utilização do microscópio cirúrgico não só melhora a qualidade do tratamento oferecido ao doente, como também alarga o leque de tratamentos, porque "**só podemos tratar se pudermos ver**". [2]

2. HISTÓRIA

<u>ANTECEDENTES HISTÓRICOS DO MICROSCÓPIO</u>

Desde a antiguidade, o homem queria ver coisas muito mais pequenas do que as que podia ver a olho nu. Durante o século I, o vidro tinha sido inventado e os romanos estavam a olhar através do vidro e a testá-lo. Fizeram experiências com diferentes formas de vidro transparente e uma das suas amostras era grossa no meio e fina nas extremidades. Fizeram experiências com diferentes formas de vidro transparente e uma das suas amostras era grossa no meio e fina nas extremidades. Descobriram que se segurassem uma destas "lentes" sobre um objeto, este pareceria maior. Estas primeiras lentes chamavam-se *lupas* ou *vidro ardente*. [7]

A palavra *lente* deriva da palavra latina **lentilha**, pois o seu nome deve-se ao facto de se assemelharem à forma de um feixe de lentilhas. [th]Estas lentes não foram muito utilizadas até ao final do século XIII, quando os fabricantes de óculos começaram a produzir lentes para serem usadas como óculos. Por volta de 1600, descobriu-se que era possível fabricar instrumentos ópticos através da combinação de lentes. Este facto levou à descoberta do microscópio. Um ***microscópio*** é um instrumento utilizado para ver objectos demasiado pequenos para serem vistos a olho nu. [7]

O primeiro microscópio era constituído apenas por lentes de aumento com uma potência, normalmente entre 6X e 10X. Uma coisa que era muito comum e interessante de observar eram as pulgas e outros insectos minúsculos, daí as primeiras lupas serem chamadas *"lentes de pulgas"*. [8]

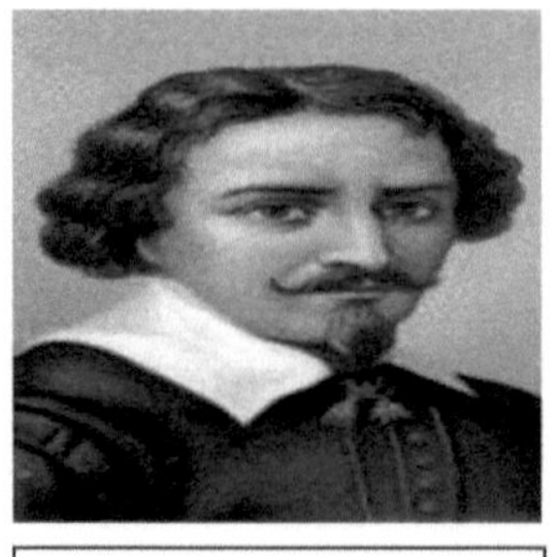

Zaccharias Janssen

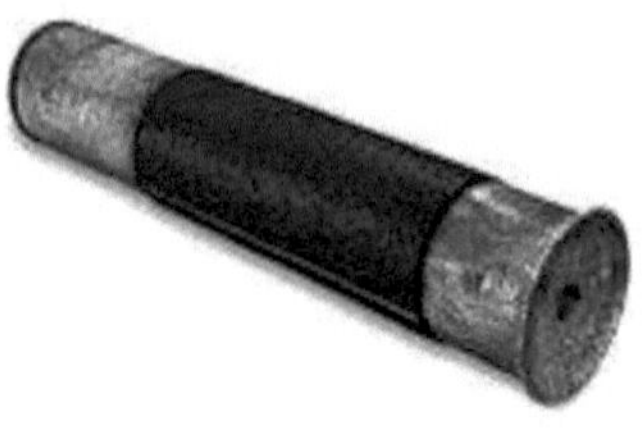

Compound microscope

Durante a década de 1590, dois fabricantes de óculos holandeses, **Zaccharias Janssen** e o seu pai **Hans,** começaram a fazer experiências com lentes. Colocaram várias lentes juntas num tubo e observaram que o objeto colocado perto da extremidade do tubo parecia ser grandemente ampliado, muito maior do que qualquer simples lupa. No entanto, nenhum microscópio de Janssen sobreviveu porque a ampliação obtida era apenas de 9X e as imagens eram desfocadas.[7]

Galileu ouviu falar das suas experiências e começou a fazer as suas próprias experiências. Descreveu os princípios das lentes e dos raios de luz e melhorou o microscópio e o telescópio em 1624. Acrescentou um dispositivo de focagem ao seu microscópio e chamou-lhe *"occhialiono"*, ou seja, **pequeno olho,** e passou a explorar os céus com os seus telescópios. [9]

Giovanni Faber, colega de Galileu e membro da Academia Dei Lincei, foi o primeiro a cunhar o termo **"microscópio"** a partir de uma palavra grega **pequena.**[9]

Antonie van Leeuwenhoek, um draper e cientista holandês, interessou-se pelas lentes enquanto trabalhava com lentes de aumento numa loja de produtos secos. Utilizou a lupa para contar os fios de um tecido. [8] Ficou tão interessado que aprendeu a fabricar lentes. Através do esmerilamento e do polimento, conseguiu fabricar pequenas lentes com grandes curvaturas. Estas lentes arredondadas produziam uma maior ampliação, e o seu microscópio era capaz de ampliar até **270X**.[8] Com o seu novo microscópio melhorado, conseguiu ver coisas que nenhum homem tinha visto antes. Em 17th século, tornou-se o primeiro homem a fabricar e utilizar um verdadeiro microscópio. Construiu o seu próprio microscópio simples, utilizando um único vidro convexo preso a um suporte metálico e focado com um parafuso. Viu bactérias, leveduras, células sanguíneas e muitos animais minúsculos a nadar numa gota de água. Devido aos seus grandes contributos, muitas descobertas e trabalhos de investigação, Antonie van Leeuwenhoek (1632 - 1723) é, desde então, chamado o **"Pai da Microscopia"**. [7]

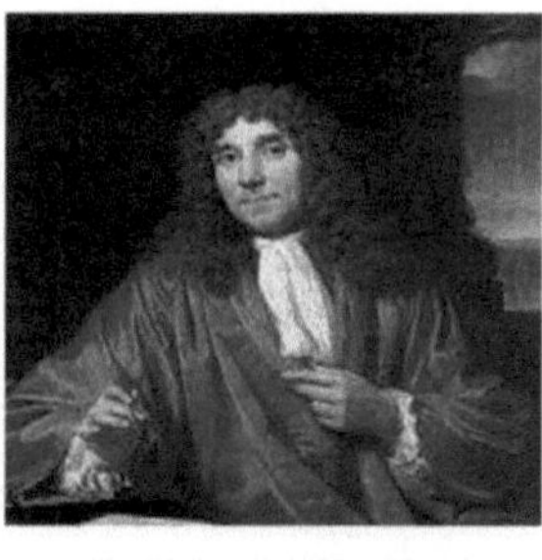

Antonie Van Leeuwenhoek

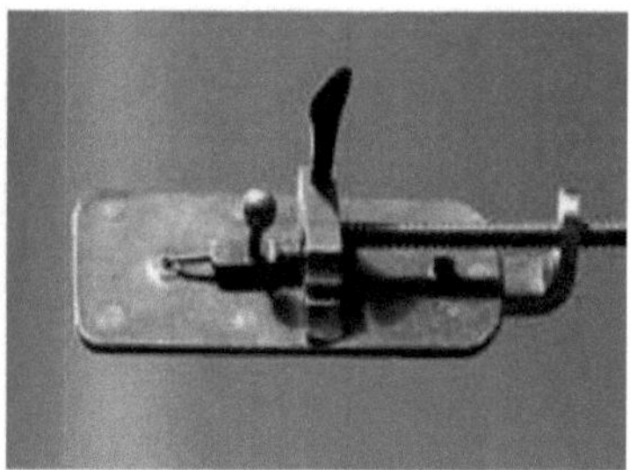

Microscope of
Antonie Van Leeuwenhoek

Para aumentar a potência do microscópio de objetiva única, é necessário reduzir a distância focal. No entanto, a redução da distância focal implica a redução do diâmetro da objetiva e, a partir de um certo ponto, torna-se difícil ver através dela. Para resolver este problema, o sistema de *microscópio composto* foi inventado no século XVIIth . No microscópio composto, a lente mais próxima do objeto a visualizar é designada por "lente objetiva", enquanto a lente mais próxima do olho é designada por "lente ocular". [7]

A **Robert Hooke**, inglês, é atribuído o marco microscópico da descoberta da unidade básica de toda a vida, a **célula.** É conhecido pelo seu livro "**Micrographia**", publicado em 1665, no qual descreve os seus estudos com o microscópio. [7]

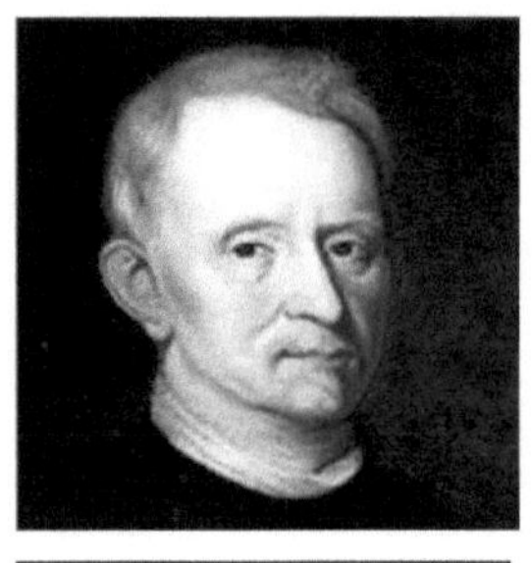

Robert Hooke

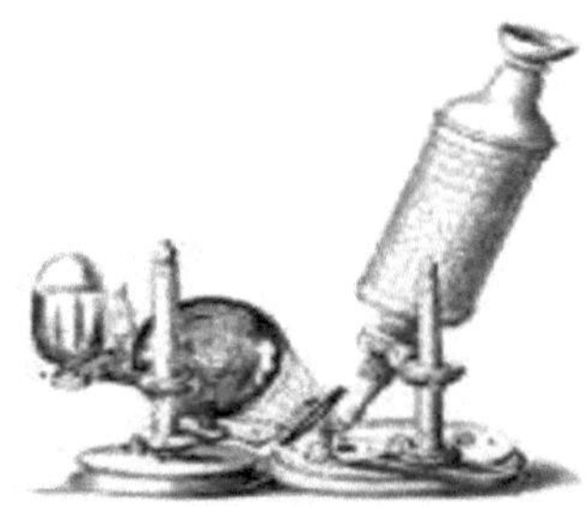

Microscope of Robert Hooke

HISTÓRIA DO MICROSCÓPIO COMPOSTO:

O sistema de microscópio composto foi inventado em 17th século por Zaccharias Hanssen. Este tipo de microscópio incorpora mais do que uma lente, de modo a que a imagem ampliada por uma lente possa ser ampliada por outra. Os microscópios compostos possuem duas ou mais lentes, ligadas por um cilindro oco (tubo). A lente superior, aquela através da qual as pessoas olham, é designada por ocular. A lente inferior é conhecida como lente objetiva. Por isso, atualmente, quando dizemos "microscópio", queremos dizer "microscópio composto". Existe uma lente chamada "objetiva" que produz uma imagem primária ampliada. Depois, há uma outra lente, chamada "ocular", que amplia essa primeira imagem. Na prática, são utilizadas várias lentes, tanto para a objetiva como para a ocular, mas o princípio é o da ampliação em duas fases.[7]

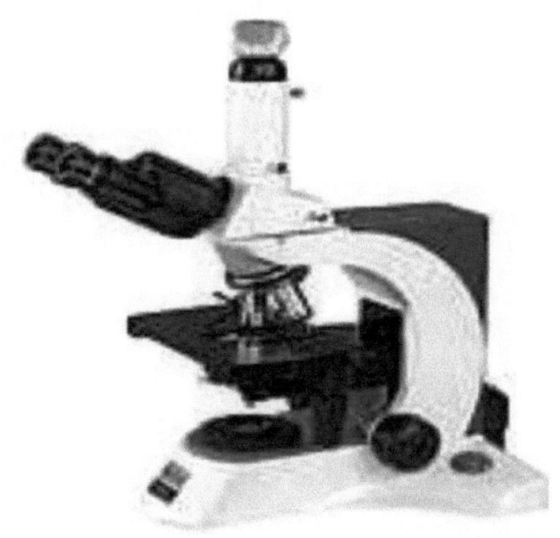

DESENVOLVIMENTOS POSTERIORES:

Todos os primeiros microscópios produziam imagens bastante distorcidas devido à baixa qualidade do vidro e à forma imperfeita das suas lentes. Para que o microscópio de luz atingisse uma melhor resolução, era necessário ultrapassar três problemas básicos[7] :

1. Aberração cromática: a curvatura desigual das diferentes cores da luz que ocorre nas lentes. Este problema foi resolvido por **Charles Hall,** em 1730. Descobriu que, se utilizasse uma segunda lente com uma forma e propriedades de curvatura da luz diferentes, poderia realinhar as cores sem perder toda a ampliação da primeira lente. [7]

2. Aberração esférica: a curvatura desigual da luz que atinge diferentes partes da lente. **Joseph Jackson Lister** resolveu este problema, em 1830, colocando as lentes a distâncias exactas umas das outras. [7]

3. O terceiro problema é que deve recolher um cone de luz tão largo quanto possível. **Ernst Abbe** encontrou a solução para este problema em 1870. Determinou as leis físicas que regem a recolha de luz por uma objetiva e maximizou essa recolha utilizando lentes de imersão em água e óleo. A resolução máxima que Abbe conseguiu alcançar é cerca de 10 vezes melhor do que a resolução alcançada por Leeuwenhoek há cerca de 100 anos. [7]

Em 1903, **Richard Zsigmondy** inventou o ultramicroscópio, que tem a capacidade de ver objectos cujo diâmetro é inferior ao comprimento de onda da luz visível.

Em 1932, **Fritz Zernike** descobriu que podia visualizar células não coradas utilizando o ângulo de fase dos raios. Este facto levou à invenção do microscópio de contraste de fase.

Apenas seis anos mais tarde, **Max Knoll** e **Ernst Ruska** inventaram o primeiro **microscópio eletrónico** que transmite um feixe de electrões em vez de luz através da amostra. A subsequente interação do feixe de electrões com a amostra é registada e transformada numa imagem.

Depois, em 1942, **Ruska** melhorou o microscópio eletrónico de transmissão e desenvolveu o **microscópio eletrónico de varrimento.** [10]

MICROSCÓPIO MODERNO:

Hoje em dia, com o desenvolvimento de novas fontes de luz como o halogéneo, as fluorescentes e os LED, a versatilidade do microscópio de luz aumentou. A invenção do microscópio digital permite a transmissão de imagens em direto para um ecrã de televisão ou de computador.

HISTÓRIA DO MICROSCÓPIO NO DOMÍNIO CIRÚRGICO

Os cirurgiões de ouvido, nariz e garganta foram os primeiros a reconhecer a necessidade de uma grande ampliação nos procedimentos operatórios. Na primavera de 1921, *Carl Ol de Nyle'n* (18921978), um jovem assistente no departamento de otorrinolaringologia da Universidade de Estocolmo, modificou um microscópio monocular Brinell-Leitz para utilização intra-operatória em animais e realizou a primeira operação ao ouvido num ser humano. [11] A unidade tinha duas ampliações de 10X e 15X e uma visão do campo com 10 mm de diâmetro. Este microscópio não tinha iluminação. Em 1922, a Zeiss Company (Alemanha), em colaboração com o **Dr. Gunnar Holmgren da Suécia**, introduziu um microscópio binocular para o tratamento da otosclerose do ouvido médio. Esta unidade tinha ampliações de 8X-25X com diâmetros de campo de visão de 6-12 mm. [12]

Nos Estados Unidos, os oftalmologistas já usavam a lâmpada de fenda para examinar as estruturas anteriores do olho antes da Segunda Guerra Mundial, mas foram os otologistas que introduziram a OMS na comunidade médica. No final da década de 1940, *o Dr. Jules Lempert*, um importante cirurgião da mastoide de Nova Iorque, utilizava lupas para efetuar as suas cirurgias. **O Dr. Lempert** apercebeu-se das limitações das lupas. Ele precisava de mais ampliação e iluminação e estava à procura de um microscópio. Enquanto assistia a uma exposição de equipamento industrial na Alemanha, encontrou um microscópio que sentiu que podia adaptar. [12]

A utilização do SOM em oftalmologia desenvolveu-se a um ritmo muito mais lento. Muitos procedimentos oftalmológicos podiam ser efectuados sem o microscópio. Inicialmente, as lupas pareciam adequadas, e a ênfase foi colocada no desenvolvimento de lupas melhores. A amplificação da luz não constituía um problema particular, uma vez que existia iluminação lateral. A necessidade de uma fonte de luz de iluminação coaxial (encontrada num SOM) só se tornou importante para os oftalmologistas quando começaram a realizar a extração de cataratas extra capsulares. [12]

Em 1946, o cirurgião oftalmológico *Richard A. Perritt*, de Chicago, pediu emprestado o microscópio operatório binocular ao seu colega otorrinolaringologista para a primeira operação microcirúrgica no olho. *Barraquer* começou a utilizá-lo para a cirurgia da córnea. Outras especialidades, como a neurocirurgia ou a cirurgia plástica e reconstrutiva, só adoptaram instrumentos e técnicas microcirúrgicas na década de 1960. Embora os ginecologistas já estivessem familiarizados com a colposcopia na década de 1950, não tinham interesse num microscópio operatório. [11] Em 1952, *Hans Littmann* (1907-1991), um físico da Zeiss em Oberkochen, iniciou uma nova era ao inventar um microscópio capaz de alterar a ampliação sem alterar a distância focal. A sua conceção, o Zeiss-Opton, proporcionava 200 mm de distância de trabalho e ampliações de 4, 6, 10, 16, 25, 40 ou 63 selecionáveis através de um sistema Galileu rotativo, um suporte de chão móvel versátil, um alterador de ampliação, iluminação coaxial e uma escolha de distâncias de trabalho. Este dispositivo foi proposto para utilização em colposcopia. [9]

O microscópio cirúrgico entrou na sala de operações neurocirúrgica em 1957, na Universidade do Sul da Califórnia, em Los Angeles, quando *Theodor Kurze* removeu um neurilemoma no VII nervo craniano. Em 1960, Jacobson e Suare utilizaram o microscópio com sucesso na cirurgia do nervo periapical. [9]

Julius H. Jacobson queria permitir que um segundo cirurgião o assistisse enquanto utilizava auxiliares de ampliação durante a cirurgia. Por isso, Jacobson contactou a CarlZeiss, Inc. e, em 1964, *o Dr. Littman* concebeu um microscópio para *Jacobson*, adaptando a tecnologia de divisão de feixe. Este microscópio foi batizado de "Diploscope". Em 1965, *Tamai* efectuou o primeiro transplante digital completo do polegar com um microscópio operatório. Em 1967, a utilização do microscópio em ginecologia foi estabelecida pelos trabalhos de **Swolin e Brakett e Gracia**. Em 1973, foi publicado na Austrália o primeiro transplante de pele por anastomose microvascular.[9]

HISTÓRIA DO MICROSCÓPIO EM ENDODONTIA:

A utilização da ampliação para melhorar a visualização em medicina dentária remonta a mais de um século. Em 1876, *o Dr. Edwin Saemisch,* um oftalmologista alemão, introduziu lupas binoculares simples na cirurgia. Pouco tempo depois, os dentistas começaram a fazer experiências com lupas para ajudar no desempenho da dentisteria de precisão e esta continuou a ser a prática até ao final da década de 1970. Em 1962, o *Dr. Geza Jako, um otorrinolaringologista*, utilizou a SOM em procedimentos cirúrgicos orais. *O Dr. Robert Baumann*, um otorrinolaringologista e dentista praticante, descreveu a utilização do microscópio otológico na medicina dentária em 1977. Ele previu que o SOM encontraria um lugar no armamentário do dentista moderno, tal como aconteceu na otorrinolaringologia, neurocirurgia, medicina vascular e ginecologia.[12]

Em 1978, *o Dr. Harvey Apotheker*, um dentista de Massachusetts, e *o Dr. Jako* iniciaram o desenvolvimento de um microscópio especificamente concebido para a medicina dentária. Em 1980, o Dr. Apotheker cunhou o termo *"microdentistry"*. O ' *DentiScope* foi fabricado pela Chayes-Virginia Inc., EUA, e comercializado pela Johnson and Johnson Company. O DentiScope tinha uma ampliação única de 8X e duas luzes de fibra ótica, que eram direcionadas para o campo cirúrgico. A unidade podia ser montada num suporte móvel ou fixada permanentemente numa parede. Infelizmente, devido à falta de interesse inicial no produto, o DentiScope foi retirado da produção. Apesar deste revés, continuava a haver interesse na utilização do SOM em medicina dentária. *O Dr. Apotheker* continuou a trabalhar e a investigar o microscópio operatório. Em 1984, juntamente com o *Dr. Howard Reuben*, relataram a sua utilização pela primeira vez na cirurgia apical. [12]

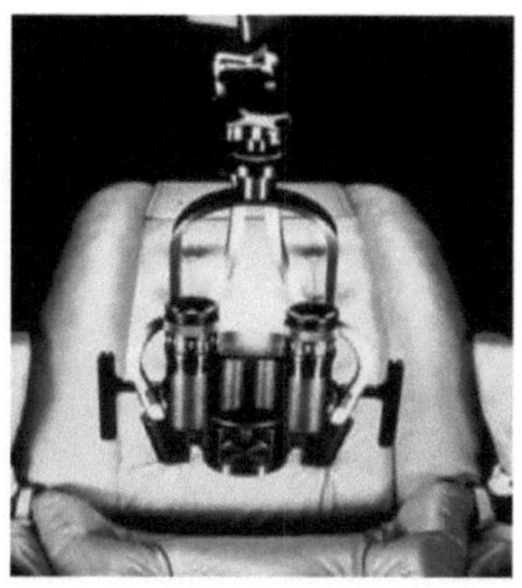

Dentiscope

O interesse voltou a aumentar entre os endodontistas em 1989, quando *os Drs. Noah Chivian* e *Sandy Baer* formaram uma empresa chamada *Microdontics* e venderam os restantes DentiScopes. Todos estes microscópios chegaram aos consultórios de endodontia em todos os Estados Unidos no final da década. *O Dr. Gabriele Pecora* fez a primeira apresentação sobre a utilização do SOM em endodontia cirúrgica na sessão anual de 1990 da Associação Americana de Endodontistas em Las Vegas, Nevada.[12]

Em março de 1993, 11 anos após a introdução do DentiScope, realizou-se o primeiro simpósio sobre cirurgia endodôntica microscópica na Faculdade de Medicina Dentária da Universidade da Pensilvânia. Em 1995, houve um aumento considerável no uso do SOM. As empresas de microscópios, como a Zeiss, a Global e a JEDMED, ofereciam microscópios com uma variedade de caraterísticas que se podiam adaptar a praticamente qualquer profissional e ambiente de consultório. Os sistemas de iluminação melhorados, os binóculos de ajuste variável e a ergonomia melhorada criaram oportunidades de acuidade visual muito superiores ao que estava disponível apenas uma década antes. [1]

No verão de 1995, foi realizado um workshop para os presidentes dos departamentos de endodontia e diretores de programas para abordar a necessidade de uma ampliação melhorada e o seu papel nos programas de formação avançada da especialidade. No final do workshop de dois dias, houve uma decisão unânime entre os professores de recomendar à Comissão de Acreditação Dentária da Associação Dentária Americana que a proficiência no uso do microscópio em tratamentos cirúrgicos e não cirúrgicos fosse incluída nos programas de formação endodôntica de pós-graduação. A Comissão reuniu-se em janeiro de 1996 e o ensino obrigatório de microscopia foi aprovado e incluído nos novos Padrões de Acreditação para Programas de Formação Avançada de Especialidade em Endodontia. Os novos padrões entraram em vigor em janeiro de 1997. [12]

Tal como na medicina, a incorporação do SOM foi lenta, mas acabou por alterar os campos da endodontia cirúrgica e não cirúrgica e a forma como são praticados. A utilização mais frequente do microscópio na cirurgia apical foi nos preparos radiculares e na colocação de obturações radiculares. [12]

LINHA DO TEMPO DO MICROSCÓPIO:

1590 - Dois fabricantes de óculos holandeses, **Hans e Zacharis Janssen**, criam o primeiro microscópio.

1667 - Publicação da famosa *micrografia* de **Robert Hooke**, que descreve os vários estudos efectuados por Hooke com o microscópio.

1675 - **Antonie van Leeuwenhoek** que utilizou um microscópio com uma lente para observar insectos e outras espécies.

1830 - **Joseph Lister** descobre que a utilização conjunta de lentes brancas a várias distâncias permite uma ampliação nítida.

1878 - **Ernst Abbe** inventa a teoria matemática que associa a resolução à onda de luz.

1903 - **Richard Zsigmondy** inventa o ultramicroscópio, que permite a observação de espécimes abaixo do comprimento de onda da luz.

1922 - **Nylen** efectua pela primeira vez uma cirurgia ocular ao microscópio.

1950 - **Barraquer** começa a utilizar o microscópio para a cirurgia da córnea.

1960 - **Jacobson e Suarez** obtiveram 100% de patência na sutura de um vaso sanguíneo de 1mm de diâmetro para anastomose.

1960 - A microcirurgia era uma prática corrente em muitas especialidades, como a neurologia e a oftalmologia.

1970 e 1980 - Foram publicados artigos sobre a utilização de um microscópio em medicina dentária.

1978 - **Apotheker e Jako** introduzem o microscópio na medicina dentária.

1986 - A microcirurgia é praticada na endodontia.

1990 - A utilização sistemática do microscópio cirúrgico começou a ser aplicada por diferentes especialidades odontológicas.

1992 - **Carr** publicou um artigo que descreve a utilização do microscópio cirúrgico durante o procedimento endodôntico.

1994 - O primeiro microscópio foi utilizado em dentisteria de restauração.

1999 - A Associação Americana de Endodontia exigiu que todos os estudantes licenciados em endodontia tivessem conhecimentos de microscopia.

2002 - Foi criada a Academy of Microscope Enhanced Dentistry (Academia de Medicina Dentária com Microscópio).

2005 - Várias escolas de medicina dentária integraram o microscópio nos cursos de licenciatura.

3. REVISÃO DA LITERATURA

Rubinstein R (1997)[9] explorou o estado atual da ampliação e iluminação na cirurgia endodôntica. Descreveu em pormenor as operações básicas do microscópio operatório e explicou os equívocos comuns relativamente ao seu funcionamento. Ele também descreveu e ilustrou as várias posições de operação usadas na microcirurgia endodôntica.

Com iluminação e ampliação brilhantes sob o microscópio operatório, e a adição de muitos micro-instrumentos, **Kim S (1997)**[3] mudou completamente a cirurgia endodôntica para microcirurgia endodôntica. Esta abordagem microcirúrgica permitiu que os clínicos realizassem a cirurgia endodôntica com osteotomias mais pequenas, biséis pouco profundos, preparação de istmos, exame das superfícies radiculares ressecadas, retropreparação em linha com o canal radicular e colocação precisa de novos materiais de obturação. Ilustrou as vantagens de incorporar a microcirurgia na endodontia.

Kim S (1997)[11] descreveu que a hemostase é essencial para uma boa visualização no campo cirúrgico, para o diagnóstico, para proporcionar um ambiente seco para a colocação de material de enchimento retrógrado e para reduzir a perda de sangue e o tempo de operação. A hemostase pode ser categorizada em 3 fases: pré-cirúrgica, cirúrgica e pós-cirúrgica. Na gestão pré-cirúrgica, é discutida a importância da história clínica, a escolha do anestésico local, a importância da utilização de vasoconstritores e a técnica de injeção. No tratamento cirúrgico, são descritos sucintamente os tipos de hemostáticos, as indicações, as técnicas, os métodos de aplicação e as vantagens e desvantagens.

Hsu YY (1997)[12] afirmou que o desbridamento incompleto do istmo do canal é responsável por alguns insucessos endodônticos cirúrgicos e não cirúrgicos. Este artigo revisa a formação do istmo dos canais e o novo sistema de classificação.

São incluídos resultados de pesquisas recentes sobre a incidência de istmo em diferentes níveis de extremidade radicular.

Carr GB (1997)[13] descreveu que as técnicas de preparação da extremidade radicular têm sido historicamente abordadas a partir da perspetiva do dentista restaurador. Este artigo discute como os princípios de Black para o desenho e preparação da cavidade foram modificados para refletir os avanços na química de ligação.

Koch K (1997)[14] descreveu o número de diferentes áreas em que o microscópio pode ajudar a prática dentária.

Khayat BG (1998)[15] descreveu que os clínicos reconheceram que a utilização da ampliação pode melhorar o desempenho dos procedimentos dentários. Dos vários sistemas de ampliação disponíveis, as lupas têm sido as mais populares, mas a sua ampliação é limitada. O Dr. K. K. revisou e descreveu a função e a aplicação clínica do microscópio cirúrgico operacional (SOM), enfatizando sua utilização no tratamento endodôntico. São apresentados vários casos para documentar o procedimento clínico e para ilustrar a diferença entre os procedimentos operatórios realizados sem ampliação e os realizados com o SOM com microespelhos.

D. Schultheiss (2002)[7] O seguinte artigo da história da medicina revela os principais passos no desenvolvimento técnico do microscópio, desde os primeiros instrumentos de ampliação até às invenções pioneiras de Carl Zeiss (1816-1888) e da sua bem sucedida empresa em Jena, Alemanha, no século XIX. Por último, descreve-se a aplicação clínica da microcirurgia no século XX, centrando-se na reconstrução do trato reprodutor em andrologia e ginecologia.

Vasudev SK (2003)[50] O principal objetivo de todos os procedimentos endodônticos é obter uma vedação hermética entre o periodonto e o forame do canal radicular. Quando tal não é possível através de uma abordagem ortógrada, é utilizada a técnica de obturação da extremidade radicular. Vários materiais têm sido sugeridos para a obturação das extremidades radiculares. Este artigo faz uma revisão sobre a adequação de vários materiais de obturação das extremidades radiculares desde o passado até à atualidade.

Kim S (2004)[17] A incorporação do microscópio na endodontia clínica teve efeitos profundos na forma como a endodontia é feita e mudou fundamentalmente o campo. Este artigo descreve os principais pré-requisitos para o uso do microscópio em procedimentos endodônticos não cirúrgicos, discute quais procedimentos se beneficiam do uso do microscópio e aborda a questão do custo versus benefício para o paciente.

Richard Rubinstein (2005)[8] A terapia não cirúrgica do canal radicular provou ser um procedimento de grande sucesso quando o caso é corretamente diagnosticado, tratado e restaurado. Se o dente tratado não cirurgicamente não conseguir demonstrar cicatrização e a razão do insucesso for de origem endodôntica e não periodontal, traumática ou restauradora, a cirurgia apical é frequentemente o tratamento de eleição. Nos últimos anos, os avanços significativos na utilização de ampliação e iluminação e no arsenal de apoio beneficiaram os protocolos de tratamento em cirurgia apical, de tal forma que os dentes, que de outra forma poderiam ter sido extraídos, têm agora uma hipótese previsível de retenção. O objetivo deste artigo é rever o desenvolvimento e a aplicação destes avanços e as suas implicações na cirurgia apical.

Kim S (2006)[1] 9 A cirurgia endodôntica evoluiu para a microcirurgia endodôntica. Utilizando equipamentos, instrumentos e materiais de última geração, que combinam conceitos biológicos com a prática clínica, acreditamos que as abordagens microcirúrgicas produzem resultados previsíveis na cicatrização de lesões de origem endodôntica. Nesta revisão, procurou-se apresentar os conceitos, técnicas, instrumentos e materiais mais actuais, com o objetivo de demonstrar o caminho percorrido.

Kutluay Uluç (2009)[6] O microscópio operatório é um elemento essencial das instalações cirúrgicas modernas e é um fator extremamente importante para o sucesso de muitas das intervenções cirúrgicas mais complexas e difíceis utilizadas na medicina atual. O aparecimento desta ferramenta cirúrgica fundamental reflecte os avanços na compreensão dos princípios da ótica e da visão que ocorreram ao longo dos séculos. O desenvolvimento de óculos de leitura no final do século XIII levou à construção dos primeiros microscópios compostos nos séculos XVI e XVII por Lippershey, Janssen, Galileu, Hooke e outros. Talvez surpreendentemente, os microscópios simples de Leeuwenhoek desta época ofereciam um melhor desempenho do que os projectos dos seus contemporâneos. Nos anos que se seguiram, registaram-se melhorias que reduziram as aberrações esféricas e cromáticas presentes nos microscópios compostos. No final do século XIX, Carl Zeiss e Ernst Abbe utilizam o microscópio composto no início da era moderna de conceção e produção comercial. A introdução do microscópio no bloco operatório por Nylén, em 1921, deu início a uma revolução na prática cirúrgica que ganhou ímpeto ao longo da década de 1950 com múltiplos aperfeiçoamentos, a introdução da série Zeiss OPMI e a aplicação do microscópio por Kurze à neurocirurgia em 1957. Muitos dos aperfeiçoamentos dos últimos 50 anos melhoraram consideravelmente o manuseamento e o funcionamento prático do microscópio cirúrgico, considerações que são igualmente importantes para o seu desempenho ótico. Os sofisticados microscópios cirúrgicos actuais permitem a obtenção de imagens angiográficas e tumorais avançadas em tempo real.

Carr GB (2010)[1] Nos últimos 15 anos, houve uma explosão de novas tecnologias, instrumentos e materiais para endodontia não cirúrgica e cirúrgica. Estes desenvolvimentos melhoraram a precisão com que a endodontia é efectuada. A revolução mais importante foi a introdução e a adoção generalizada do microscópio operatório (MO). A sua introdução na medicina dentária, particularmente na endodontia, revolucionou a forma como a endodontia é praticada em todo o mundo. Este artigo fornece informações básicas sobre como um MO é utilizado na prática clínica endodôntica e também dá uma visão geral das suas aplicações clínicas e cirúrgicas.

Massimo Del Fabbro (2010)[5] Investigou-se, através de uma revisão sistemática, se a utilização de dispositivos de ampliação em endodontia está associada à melhoria dos resultados clínicos e radiográficos. O sucesso do tratamento, determinado pela avaliação clínica e radiográfica após 1 ano de acompanhamento, foi o principal resultado. Os principais termos de pesquisa utilizados isoladamente ou em combinação foram: tratamento endodôntico, terapia endodôntica, cirurgia endodôntica, apicoectomia, cirurgia periapical, microscópio, endoscópio, lupas, dispositivos de ampliação. Foram incluídos três estudos prospectivos, todos relativos à cirurgia endodôntica. Não foram encontradas diferenças significativas nos resultados entre os pacientes tratados com lupas de aumento, microscópio cirúrgico ou endoscópio. Da mesma forma, não foi encontrada nenhuma diferença com ou sem o uso do endoscópio. Não foi encontrado nenhum estudo comparativo sobre dispositivos de ampliação relativamente ao tratamento endodôntico ortógrado. Ele sugeriu a realização de estudos randomizados bem desenhados para determinar a verdadeira diferença nos resultados do tratamento quando se usa um dispositivo de ampliação tanto no tratamento endodôntico ortógrado quanto no cirúrgico.

Niemczyk SP (2010)[20] Embora a microcirurgia endodôntica tenha feito grandes progressos nos últimos 20 anos, ainda existem conceitos básicos que são confusos ou frustrantes tanto para o cirurgião novato quanto para o experiente. Estas questões, tais como o posicionamento do microscópio e a relação com a ergonomia do cirurgião e a linha de visão para o campo cirúrgico, fazendo uso dos movimentos e posições naturais da mão, são abordadas neste artigo. Outros tópicos incluem os principais desenhos de retalhos e diretrizes para a sua implementação, hemóstase eficaz utilizando materiais com menor toxicidade tecidular, técnicas e diretrizes de preparação da extremidade da raiz, escolha do material de preenchimento da extremidade da raiz determinada pelo local e dicas de colocação e acabamento do Agregado de Trióxido Mineral.

Rahul Kumar (2013)[21] O desenvolvimento mais importante na endodontia cirúrgica foi a introdução do microscópio cirúrgico. O uso da ampliação na endodontia não é um desenvolvimento isolado. Faz parte da tendência da medicina e da odontologia em busca da perfeição e da aplicação de técnicas minimamente invasivas para procedimentos que anteriormente exigiam cirurgia extensa. Mas agora a endodontia microscópica mudou totalmente a forma como a endodontia e a cirurgia endodôntica são praticadas. Os microscópios operatórios também são úteis desde o diagnóstico, tentando localizar canais extra ou canais perdidos, avaliando a eficácia de sistemas mais recentes de limpeza e moldagem, até à prevenção e/ou gestão de acidentes endodônticos.

Saxena P (2013)[22] O objetivo de uma obturação radicular é estabelecer uma vedação entre o espaço do canal radicular e os tecidos perirradiculares. Uma vez que os materiais de obturação do extremo da raiz entram em contacto com os tecidos perirradiculares, o conhecimento da resposta dos tecidos é crucial. Quase todos os materiais de restauração dentária disponíveis foram sugeridos como o material de escolha para o alvéolo radicular num determinado momento no passado. Esta revisão da literatura sobre os materiais de obturação do alvéolo radicular irá avaliar e analisar comparativamente a biocompatibilidade e a resposta dos tecidos a estes produtos, com especial incidência nos materiais recentemente introduzidos.

Ranjana Mohan (2013)[4] A ampliação é um aumento aparente do tamanho, especialmente através da utilização de lentes. Os vários sistemas de ampliação utilizados em medicina dentária incluem lupas dentárias e microscópio cirúrgico. As ferramentas de ampliação são utilizadas na prática dentária de rotina para diagnóstico, restaurações protéticas esteticamente exigentes, procedimentos endodônticos de rotina, procedimentos periodontais não cirúrgicos para uma melhor visualização e uma melhor qualidade do tratamento.

Priyanka. S. R (2013)[23] A terapia endodôntica cirúrgica é efectuada quando o tratamento endodôntico não cirúrgico não é bem sucedido. A ressecção da extremidade da raiz é a forma mais comum de cirurgia perirradicular. O procedimento envolve acesso cirúrgico ou osteotomia para expor a área envolvida, preparação da extremidade da raiz, ressecção da extremidade da raiz, curetagem perirradicular e colocação de um material de obturação adequado para a extremidade da raiz. Este artigo analisa a eficácia de vários materiais de obturação disponíveis, testados ao longo do tempo e mais recentes, incluindo a sua biocompatibilidade, capacidade de selagem, efeitos antibacterianos e capacidade de estimular a regeneração do periodonto normal.

Gabriele Edoardo Pecora (2015)[2] Há uma imensa diferença entre a cirurgia endodôntica tradicional e a microcirurgia endodôntica. As técnicas microcirúrgicas tornaram possíveis e acessíveis resultados antes inimagináveis. Sob controlo microscópico, as técnicas operatórias sofreram alterações contínuas, permitindo uma maior precisão e padrões de qualidade. A evolução dramática da Endocirurgia para a Microcirurgia alargou o horizonte das opções terapêuticas. A iluminação e a ampliação através do microscópio alteraram fundamental e radicalmente a forma como a endocirurgia pode ser efectuada.

Anand S (2015)[24] O desenvolvimento simultâneo de melhores técnicas resultou numa maior compreensão da anatomia apical, maior sucesso do tratamento e uma resposta mais favorável do paciente. Esses desenvolvimentos marcaram o início da era da microcirurgia endodôntica, que começou na década de 1990. Há uma diferença substancial no resultado da cirurgia entre os que usam o microscópio e os que não usam. A utilização de tecnologia avançada, como um microscópio, instrumentos especialmente concebidos e materiais de obturação melhorados para a extremidade da raiz, ajuda a obter uma cicatrização mais rápida da ferida com menos complicações pós-operatórias.

James K. Bahcall (2016)[25] O campo da endodontia testemunhou avanços tecnológicos significativos na última década. Uma área de avanço tem sido a evolução da visualização endodôntica. À medida que começamos a ver os tratamentos endodônticos convencionais e cirúrgicos como procedimentos microcirúrgicos, encontramos as mesmas exigências de visualização crítica que as áreas dentro do campo da medicina que realizam microcirurgia. Este artigo discutirá o uso de lupas, microscópio, endoscópio e orascópio no tratamento endodôntico.

Vaishak Augustine (2017)[26] A necessidade de uma melhor visualização no campo da endodontia tem sido um desafio constante, pois a visão sem ajuda é inadequada. Na maioria dos casos, para avaliar adequadamente o procedimento endodôntico que está a ser realizado, é utilizada iluminação e ampliação melhoradas como adjuvantes para a cirurgia posterior. A introdução de ajudas para melhorar a visão em endodontia é efectuada e os investigadores descobriram que estas são semelhantes às de muitas especialidades médicas. A combinação de iluminação e ampliação melhoradas tem sido proporcionada por vários meios, como faróis e lupas de fibra ótica, o microscópio cirúrgico e, mais recentemente, o orascópio. Esta revisão apresenta o armamentário utilizado para ampliações em endodontia desde há muito tempo.

Jun Fay Low (2018)[27] A aplicação de dispositivos de ampliação em endodontia destina-se principalmente a melhorar a visão e a ergonomia. Isto é crucial, especialmente quando são passadas longas horas num espaço operatório estreito para tratar microanatomias obscuras. No entanto, a aplicação da ampliação em endodontia ainda não foi introduzida na prática corrente devido a várias influências nos padrões comportamentais. Através da realização de uma extensa pesquisa bibliográfica na base de dados PubMed, este artigo de revisão narrativa descreve o estado atual dos dispositivos de ampliação, as suas aplicações na prática endodôntica, os factores que influenciam a sua utilização, as vantagens e as deficiências, bem como os significados da ampliação no campo da endodontia.

Madhumita Srinivasan (2020)[28] Nas últimas décadas, os avanços tecnológicos na endodontia deram saltos quânticos, passando das limas manuais convencionais para o sistema rotativo e da visão direta para a ampliação. A clareza e os pormenores são obtidos através de dispositivos de ampliação, como o orascópio, as lupas dentárias e o microscópio operatório dentário. Os pormenores são muito claros e reveladores para que os endodontistas possam obter precisão no diagnóstico, nos procedimentos de tratamento e na avaliação final do procedimento efectuado. A técnica de ampliação está a sofrer avanços contínuos, permitindo uma melhor precisão e padrão de qualidade. A microdentisteria, com a sua possibilidade de expansão e maior implicação clínica, estabeleceu agora um padrão mais elevado nos cuidados ao paciente e na taxa de sucesso dos procedimentos de tratamento.

Marius Bud (2021)[29] Os dispositivos de ampliação melhoram a visão direta e indireta e a precisão, sendo significativamente mais elevados na utilização do microscópio em comparação com as lupas. As lupas dentárias são os dispositivos de ampliação mais utilizados, devido aos preços mais acessíveis e à facilidade de utilização sem grandes alterações no protocolo de trabalho e na ergonomia. Os principais benefícios relatados das lupas referem-se à ergonomia e à postura, à avaliação/deteção de restaurações e à qualidade geral do tratamento.

Existem algumas desvantagens que limitam a utilização de lupas entre os dentistas: falta de posição fixa (os movimentos finos da cabeça do dentista perturbam a imagem do campo operatório ampliado); a necessidade de mudar as lupas para obter diferentes ampliações. Pelo contrário, a utilização de um microscópio dentário requer um ajuste e esforço mínimos, de modo a reduzir o desvio postural durante o trabalho.

Frank C. Setzer (2022)[30] A cirurgia endodôntica engloba vários procedimentos para o tratamento de dentes com um historial de insucesso no tratamento dos canais radiculares, tais como cirurgia da extremidade da raiz, ressecções da coroa e da raiz, reparação cirúrgica de perfurações e reimplantação intencional. A microcirurgia endodôntica é a evolução das técnicas tradicionais de apicoectomia e incorpora alta ampliação, preparação ultra-sónica da extremidade radicular e preenchimento da extremidade radicular com materiais de preenchimento biocompatíveis. A cirurgia endodôntica moderna utiliza o microscópio operatório dentário, incorpora a tomografia computorizada de feixe cónico (CBCT) para o diagnóstico pré-operatório e o planeamento do tratamento, e adoptou abordagens piezoeléctricas para a osteotomia e a manipulação radicular. As técnicas de ressecção da coroa e da raiz beneficiaram dos mesmos avanços tecnológicos. Esta revisão centra-se no estado atual da cirurgia radicular, comparando as técnicas e os materiais aplicados durante a microcirurgia endodôntica com os métodos e materiais anteriores mais amplamente utilizados. São discutidas as mais recentes adições ao protocolo clínico e as melhorias técnicas, e é dada uma perspetiva sobre as direcções futuras. Embora o retratamento não cirúrgico continue a ser a primeira escolha para tratar a maioria dos casos com um historial de insucesso endodôntico, a microcirurgia endodôntica moderna tornou-se uma alternativa previsível e minimamente invasiva para a retenção de dentes naturais.

Jaskaran Singh (2022)[34] Os recentes avanços nos instrumentos e materiais melhoraram os resultados do tratamento. A introdução da ampliação na endodontia provocou um ressurgimento da endodontia que levou a novas e excitantes descobertas e ao florescimento de novas ideias e técnicas. Este artigo de revisão fornece uma análise abrangente sobre as aplicações da ampliação em endodontia.

4. ANATOMIA DO MICROSCÓPIO

Com o desenvolvimento de técnicas clínicas que requerem um elevado nível de destreza manual e envolvem pormenores finos, há um interesse crescente na utilização da ampliação para procedimentos dentários. Talvez o desenvolvimento mais importante na endodontia cirúrgica nos últimos anos tenha sido a introdução do microscópio cirúrgico. [25]

Um microscópio operatório ou cirúrgico é um instrumento ótico que fornece ao cirurgião uma imagem estereoscópica, ampliada e iluminada de alta qualidade das pequenas estruturas na área cirúrgica. Para apreciar o que um microscópio cirúrgico pode fazer, é importante compreender a anatomia do microscópio.[25] O microscópio cirúrgico é composto por 4 partes[5,68,69] :

1. a estrutura de suporte pode ser montada no chão, no teto ou na parede

2. corpo do microscópio

3. fonte luminosa

4. acessórios

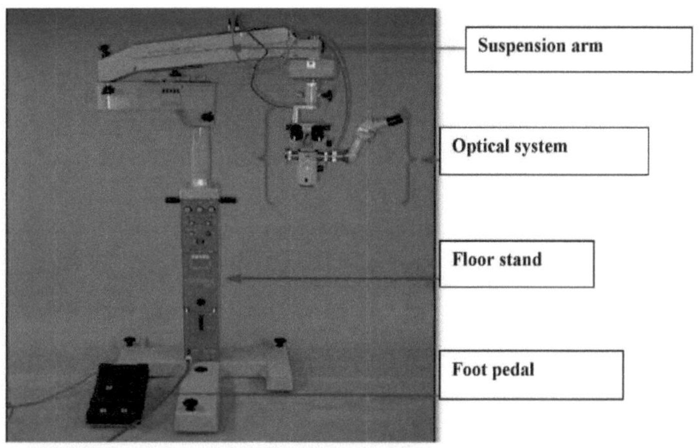

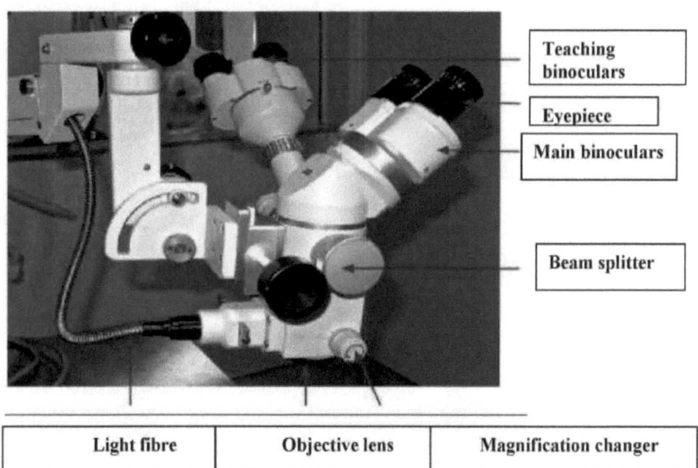

OPTICAL SYSTEM

5. COMPONENTES ESTRUTURAIS E AS SUAS FUNÇÕES

- O microscópio operatório é essencialmente um telescópio binocular que também fornece iluminação coaxial.

- Os componentes estruturais dos microscópios são agrupados em;

1)   FIXAÇÃO DA BASE E CORPO.

2)   AS QUE INCIDEM SOBRE A PARTE DA CAVIDADE ORAL

* *SISTEMAS* DE MONTAGEM

3)   OS QUE CENTRAM A ATENÇÃO NO LOCAL DE EXPLORAÇÃO

* *TUBOS* BINOCULARES

* *EYEPIECE*

* *LENTES OBJECTIVAS*

* *SISTEMA DE ILUMINAÇÃO*

4)   OS QUE AJUDAM A FOCALIZAR COM PRECISÃO A PARTE DO SÍTIO EM FUNCIONAMENTO

* *ALTERAÇÃO* DA AMPLIAÇÃO

1) FIXAÇÃO DA BASE E CORPO

(a) Sistema de fixação da base

A base do sistema de montagem pode ser: -

A]   Um suporte de chão móvel.

B]   Montagem fixa no teto ou na parede.

A] Suporte de chão móvel -

O suporte móvel é essencial se o microscópio for utilizado em mais do que uma sala de operações ou partilhado com outro serviço cirúrgico.

Vantagens: -

- O suporte de chão móvel permite suportar mais peso, tem um maior alcance do braço de transporte e elimina o problema da instabilidade.

Desvantagens : -

Embora as unidades móveis possam ser transportadas de uma sala para outra, é problemático levá-las para uma sala de operações cheia de gente. Um suporte pesado não rola facilmente sobre fios e tubos que se encontram no chão.[31]

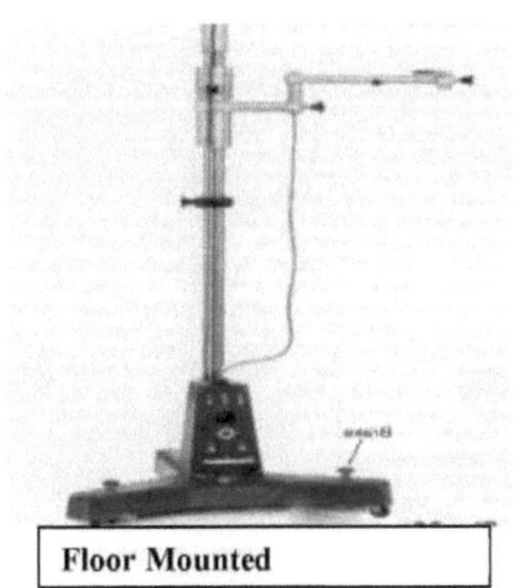

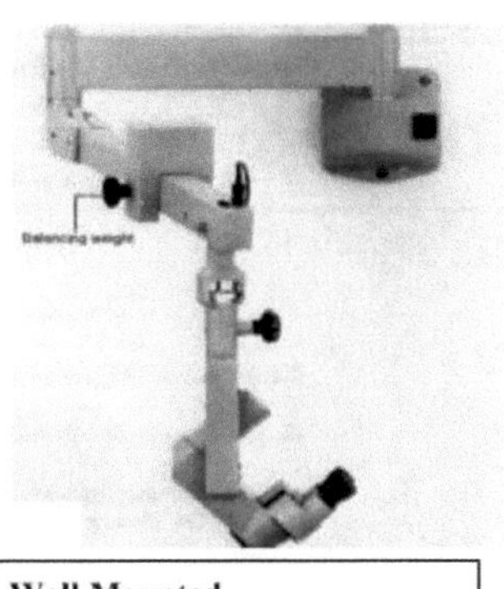

B) Montagem no teto ou na parede: -

O suporte de teto ou de parede pode ser superior a um suporte de chão se o cirurgião operar sempre na mesma sala e o microscópio não precisar de ser deslocado para outro local, ou se a sala de operações for pequena e difícil de acomodar um microscópio com um suporte de chão móvel.

Vantagens: -

O suporte de teto simplifica a introdução do instrumento no campo operatório e proporciona maior manobrabilidade e estabilidade.

Podem ser montados em calhas motorizadas no teto, permitindo que o microscópio montado no teto seja posicionado de acordo com o local de funcionamento, ou que seja colocado num canto da sala, quando não for necessário.

Oferecem um tempo de montagem excecionalmente rápido e minimizam a confusão no chão.

Desvantagens : -

Os suportes de teto e de parede são caros e limitados a uma ou duas divisões. As vibrações no teto podem ser um problema.

[b] **Corpo**

Existem dois tipos básicos de microscópios cirúrgicos, com diversas variações em cada um, consoante a especialidade cirúrgica em causa.

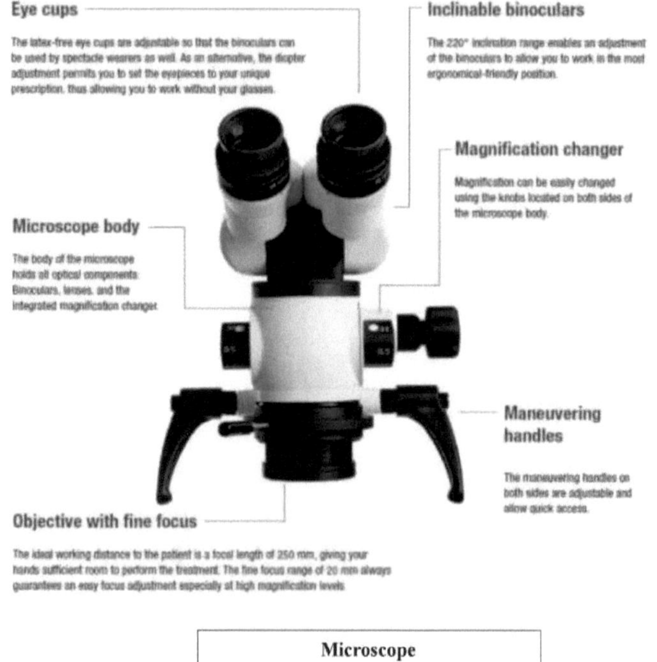

Microscope

São os seguintes:

1. **<u>Tipo de manual</u>**: -

O tipo manual apresenta passos de ampliação fixos e focagem manual. O instrumento normal possui cinco níveis de ampliação de X 0,4, 0,6, 1,0, 1,6 e 2,5.

2. **<u>Tipo de zoom</u>**: -

O tipo de zoom tem a vantagem de oferecer uma ampliação gradual em toda a sua gama. É mais vantajoso do que o tipo manual pelas seguintes razões -

\-   É possível selecionar a ampliação exacta necessária para qualquer tarefa.

\-   Através do zoom, o utilizador pode monitorizar continuamente toda a área de funcionamento com uma ampliação reduzida e concluir o trabalho detalhado com uma ampliação elevada.

\-   Pode ser documentado com exatidão.

*2. **AS QUE INCIDEM SOBRE A PARTE DA CAVIDADE ORAL***

\- **<u>Sistemas de montagem</u>**

Bons sistemas de montagem melhoram o manuseamento do microscópio e minimizam os movimentos indesejados.

Os sistemas de montagem devem cumprir os seguintes requisitos:

\- Devem posicionar o microscópio vertical e lateralmente sobre o campo cirúrgico.

\- A deslocação para um novo local deve ser fácil.

\- A posição vertical deve permitir ajustes grosseiros e focagem fina.

\- O microscópio deve estar bem equilibrado e livre em todos os movimentos axiais.

\- O sistema de montagem deve proporcionar mobilidade e estabilidade ao microscópio.

A mobilidade é necessária para que o microscópio possa ser facilmente manobrado à mão sem que o cirurgião tenha de desapertar e apertar os fechos em cada mudança de posição do microscópio. É necessária estabilidade para que uma ligeira pressão na ocular do cirurgião não desloque a posição.

Os microscópios são montados em vários tipos de suportes: -

1)   Suportes manuais

2)   Suportes motorizados

1) <u>**Suportes manuais**</u>

- *Design de braço rotativo*

Utiliza uma série de braços que rodam em torno de um plano horizontal, para posicionar o telescópio sobre o campo. A altura é ajustada ao longo de uma vara vertical.

- *Conceção de cantilever*

O contorno do desenho do cantilever equilibra o peso do microscópio com molas. Os braços estendem o microscópio sobre o campo e permitem um fácil movimento horizontal e vertical.

2) <u>**Suportes motorizados**</u>.

Os suportes motorizados são controlados por interruptores de mão ou de pé que desbloqueiam os acoplamentos electromagnéticos para tornar o microscópio móvel. Pode ser adaptado tanto para montagem no chão como no teto.

3) <u>***OS QUE CENTRAM A ATENÇÃO NO LOCAL DE EXPLORAÇÃO***</u>

I] <u>**Tubos binoculares**</u>: -

- A função do binóculo é segurar a ocular.

- A distância interpupilar é definida através do ajuste da distância entre os dois tubos binoculares.

- Uma vez definida esta distância, ela não deve ser alterada até que um cirurgião com requisitos ópticos diferentes utilize o microscópio.[32]

- Os binóculos existem em diferentes distâncias focais (f= 80mm, 125mm, 160mm, 170mm) e estas também afectam a ampliação global.

- Ao escolher a distância focal do binóculo, é importante lembrar que quanto maior for a distância focal:

- Maior ampliação

- Estreitar o campo de visão.

- Os binóculos de comprimento mais curto permitem ao operador ter um campo de visão mais amplo e estar um pouco mais perto do doente.

- Os binóculos estão disponíveis com

- **Tubos rectos**

- **Tubos inclinados ou**

- **Tubos inclináveis[31]**

- *Binóculos de tubo reto*

- Estão orientados de forma a que os tubos fiquem paralelos à cabeça do microscópio.

- Os binóculos de tubo reto são sugeridos para a endodontia, porque permitem que os operadores olhem através do microscópio diretamente para o campo cirúrgico.

- Os binóculos de tubo reto têm a vantagem de permitir a utilização da visão direta em ambos os arcos.

- Os binóculos de tubo reto ganham ainda mais versatilidade quando são colocados 135 pares inclinados ou acopladores de inclinação variável entre o braço de montagem e o microscópio.

- O acoplador proporciona um eixo de rotação adicional e alinha o microscópio de modo a que os binóculos de tubo reto proporcionem uma visão direta, quer o doente esteja sentado ou deitado.

-*Binóculos* inclinados

Estão orientados de forma a que os tubos fiquem deslocados a 45° em relação à cabeça do microscópio.

Poderiam ser utilizados tubos inclinados para a cirurgia maxilar, mas o operador teria de utilizar a visão indireta através de um espelho; ou posicionar a cabeça do doente de forma acentuada para o lado durante a cirurgia mandibular.

-*Binóculos* inclináveis

- São ajustáveis entre o tubo reto e ligeiramente para além das posições do tubo inclinado até e por vezes para além de 90° e mesmo até 180 graus.

- Os binóculos de tubo inclinável podem frequentemente proporcionar ao operador um conforto postural adicional durante procedimentos mais longos. As únicas desvantagens dos binóculos de tubo inclinável são o facto de serem difíceis de conceber e poderem ser bastante dispendiosos.[31]

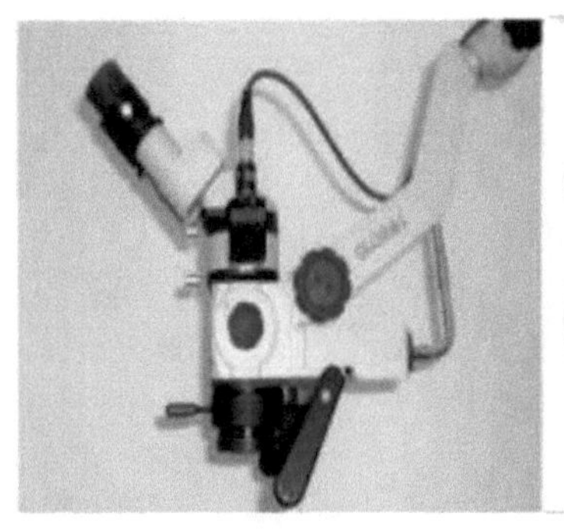

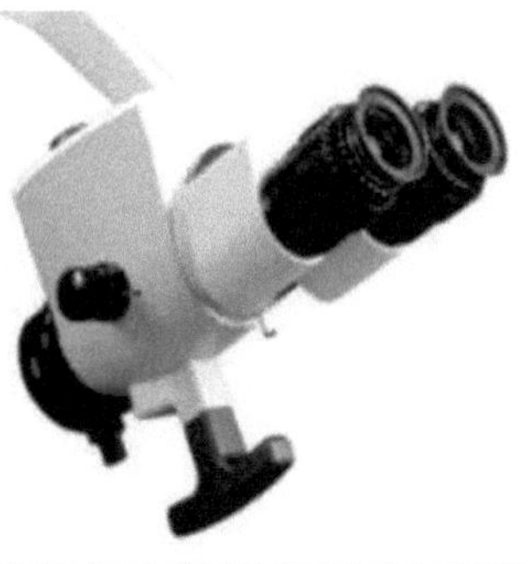

<table>
<tr><td>Inclined Binocular Tube</td><td>Straight Binocular Tube</td></tr>
</table>

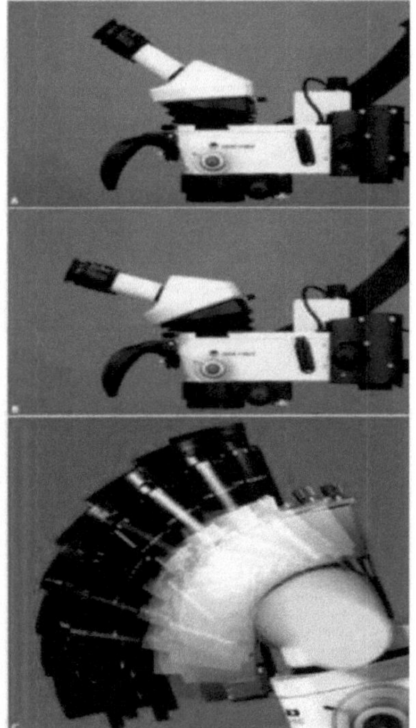

Inclinable Binocular Tube

II] Ocular: -

- Um conjunto de oculares que se adaptam a tubos binoculares. Estão geralmente disponíveis em potências de 6,3X, 8X, 10X, 12,5X, 16X, 20X.

- As versões modernas de oculares são aparafusadas nos tubos dos binóculos em vez de serem do tipo push-in (que era utilizado nas versões mais antigas). Deste modo, evita-se o posicionamento incorreto da ocular nos binóculos.[32]

- O lado de visualização de uma ocular tem um copo de borracha que é virado para baixo se o cirurgião usar óculos.

- As oculares também têm uma definição de dioptria ajustável que varia entre -8 e +8 e são utilizadas para ajustar a acomodação, que é a capacidade de focar a lente dos olhos. A capacidade de acomodação diminui com a idade.

- As definições de dioptria também se ajustam ao erro refrativo, que é o grau em que uma pessoa precisa de usar óculos de correção.

- Para os cirurgiões com visão normal e para os cirurgiões que usam óculos cilíndricos, a definição de dioptria da ocular é colocada em 0.

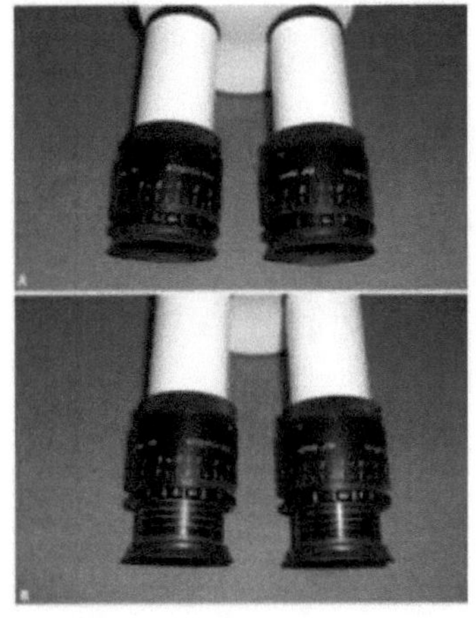
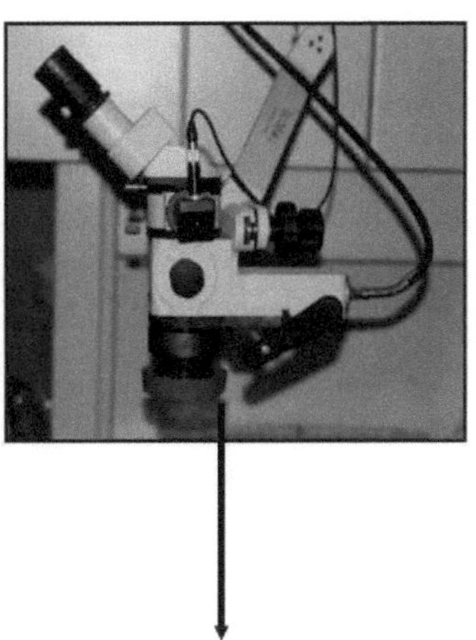

Eyepiece

Objective lens

III] <u>Lente objetiva</u>: -

- É uma lente cuja distância focal determina a distância de trabalho entre a lente e o campo operatório.

- Se a lente objetiva for removida, o microscópio foca no infinito e funciona como um par de binóculos de campo.

- Está disponível uma variedade de lentes objectivas com distâncias focais que variam entre 100 e 400 mm. Uma lente de 175 mm foca a cerca de 7 polegadas, uma lente de 200 mm foca a cerca de 8 polegadas e uma lente de 400 mm foca a cerca de 16 polegadas.[32]

- A lente objetiva de 200 mm é recomendada para a cirurgia endodôntica porque esta distância proporciona um espaço adequado entre o campo cirúrgico e a lente objetiva para os instrumentos cirúrgicos e constitui uma distância de trabalho confortável.

- A distância focal está gravada no anel da lente e corresponde à distância entre o local da operação a focar e a lente.

- Assim, a lente objetiva é importante para a determinação da ampliação e para a determinação do comprimento de trabalho.

IV] <u>Sistema de iluminação</u>: -

- A iluminação com o microscópio operatório é coaxial com a linha de visão. Isto significa que a luz é focada entre as oculares de tal forma que o médico pode olhar para o local da cirurgia sem ver sombras.

- Isto é possível porque o microscópio operatório utiliza a ótica galileana, que foca no infinito e envia feixes de luz paralelos para cada olho. Com a luz paralela, os olhos do operador estão em repouso, pelo que a operação pode ser efectuada sem fadiga ocular.

- São utilizados mais frequentemente dois sistemas de fontes de luz, a lâmpada de halogéneo de xénon (100 watts) e a lâmpada de halogéneo de quartzo, que é normalmente utilizada pelos oftalmologistas em sistemas de luz de fibra ótica.

- Recomenda-se um sistema de luz de halogéneo de xénon arrefecido por ventoinha, porque os cabos de fibra ótica utilizados na lâmpada de halogéneo de quartzo absorvem a luz e têm tendência para serem deficientes em luz.

- O halogéneo de xénon é mais brilhante e mais quente do que o halogéneo de quartzo, pelo que projecta uma luz mais brilhante e mais quente contra os ossos e os tecidos moles.

- A intensidade da luz é controlada por um reóstato e arrefecida por uma ventoinha.

- *Trajeto da luz através do microscópio:* -[31]

A luz da fonte de luz é reflectida através de uma lente de condensação para uma série de prismas e através da lente objetiva para o campo cirúrgico. Depois de atingir o campo cirúrgico, a luz é reflectida de novo através da lente objetiva, através das lentes de mudança de ampliação e através dos binóculos, saindo depois para os olhos como dois feixes de luz separados. Esta separação dos feixes de luz é o que produz o efeito estereoscópico que permite ao médico ver a profundidade de campo.

4) *AS QUE CONTRIBUEM PARA UMA MELHOR FOCALIZAÇÃO DA PARTE DO LOCAL DE INTERVENÇÃO:* -

- **Mudança de ampliação**: -

O alterador de ampliação aumenta ou diminui a ampliação total da lente objetiva.

- Os alteradores de ampliação estão disponíveis como -

A] Trocador manual de três ou cinco passos (Trocador Galileu)

B] Mudança de zoom de potência

- Os alteradores de ampliação estão localizados na cabeça do microscópio.

A] *Trocadores manuais de três ou cinco passos:* [62]

- Consistem em lentes que são montadas numa torre.

- A torre está ligada a um mostrador que se encontra na parte lateral da caixa do microscópio.

- O mostrador posiciona uma lente em frente da outra dentro das alterações para produzir um fator de ampliação fixo.

- Um trocador de três passos convencional tem um conjunto de lentes e um espaço vazio na torre sem lentes.

- Quando a potência da ocular, a distância focal dos binóculos e a distância focal das lentes de troca de ampliação são tidas em conta, obtêm-se três potências de ampliação fixas: duas de cada combinação de pares de lentes e uma do espaço vazio.

- O espaço em branco produz uma ampliação tendo em conta apenas a ocular, a distância focal dos binóculos e a distância focal da lente objetiva.

- Um trocador manual de cinco passos tem um segundo conjunto de lentes montado na torre e produz cinco potências fixas de ampliação.

B) Mudança de zoom de potência: -

Trata-se apenas de uma série de lentes que se movem para a frente e para trás num anel de focagem para emparelhar uma vasta gama de factores de ampliação. Evitam a perturbação visual momentânea ou o salto que ocorre com as mudanças manuais de 3 a 5 passos à medida que o médico roda a torre e avança para cima ou para baixo na ampliação. As funções do alterador de ampliação nos microscópios de zoom potente são controladas por um pedal de controlo ou por um botão manual localizado na cabeça do microscópio.

<u>CONFIGURAÇÃO ÓPTIMA PARA USO ENDODÔNTICO</u>: -

-Um microscópio cirúrgico típico para uso endodôntico deve ter uma ocular de 12,5X com retícula, uma lente objetiva de 200 ou 250 mm, binóculos inclináveis a 180 graus e um alterador de ampliação manual de cinco passos.

-Esta configuração cria um alcance de trabalho confortável de cerca de 8 polegadas do doente com uma gama de ampliação de 3X a 26X (com lente objetiva de 200 mm) e a função de zoom de potência permite uma transição suave entre ampliações.[32]

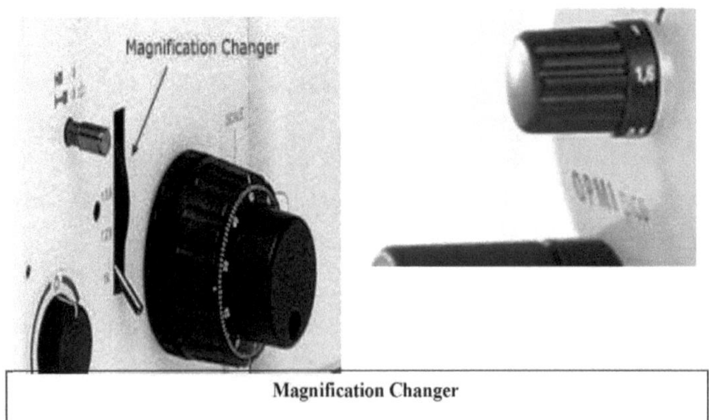

Magnification Changer

6. PRINCÍPIO DE FUNCIONAMENTO DO MICROSCÓPIO

Carr referiu que o olho humano, sem ajuda de ampliação, tem capacidade para resolver ou distinguir linhas ou objectos discretos separados por um espaço de 200 micrómetros. Se as linhas estiverem mais próximas do que 0,2 mm, o olho vê-as como uma única linha. [1] Na prática dentária, os tecidos a manipular são normalmente muito finos, o que resulta numa situação em que a capacidade visual natural atinge os seus limites. Por conseguinte, o procedimento clínico deve ser realizado com sucesso com a utilização de ampliação, melhorando a precisão e, consequentemente, a qualidade do trabalho. [4]

Os princípios de funcionamento do microscópio podem ser discutidos em[5]
-.

1.   **Ampliação**

2.   **Iluminação**

3.   **Documentação**

1 **AMPLIAÇÃO:**

A ampliação é um aumento aparente do tamanho, especialmente através da utilização de lentes. A visualização de detalhes finos é melhorada aumentando o tamanho da imagem do objeto. O tamanho da imagem pode ser aumentado através

49

da aproximação dos objectos ou da ampliação. [1]

A ampliação aumenta a distância focal para ver objectos pequenos com precisão, o que, por sua vez, aumenta a distância de trabalho entre o olho e o objeto, permitindo que os músculos extra-oculares permaneçam mais relaxados e que o dentista mantenha uma postura normal. [4]

Os dois tipos básicos de sistemas de ampliação normalmente utilizados são

1.   **Para lupas**

2.   **Para microscópio cirúrgico**

<u>PARA LOUPES:</u>

As lupas são o sistema de ampliação mais comum utilizado em medicina dentária. Trata-se fundamentalmente de dois microscópios monoculares, com lentes lado a lado inclinadas para focar um objeto. A imagem ampliada que é formada tem propriedades estereoscópicas que são criadas pela utilização de sistemas de lentes convergentes. [4]

As lupas são ainda classificadas como [4]

(1)   **Lupas de lente única (de encaixe, flip-up, óculos de joalheiro)**

(2)   **Lupas telescópicas multi-lentes.**

[1] **As lentes de ampliação de lente única** produzem a ampliação de dioptria descrita que simplesmente ajusta a distância de trabalho para um comprimento definido. À medida que as dioptrias aumentam, as distâncias de

trabalho diminuem. As lentes simples têm uma distância focal e uma distância de trabalho fixas. Uma distância de trabalho fixa cria dificuldades em manter a focagem e, por conseguinte, pode causar tensão no pescoço e nas costas devido a uma má postura[4] . A desvantagem das lupas de lente única é a fraca resolução da imagem, em comparação com as lentes ópticas de vidro com várias lentes. [26]

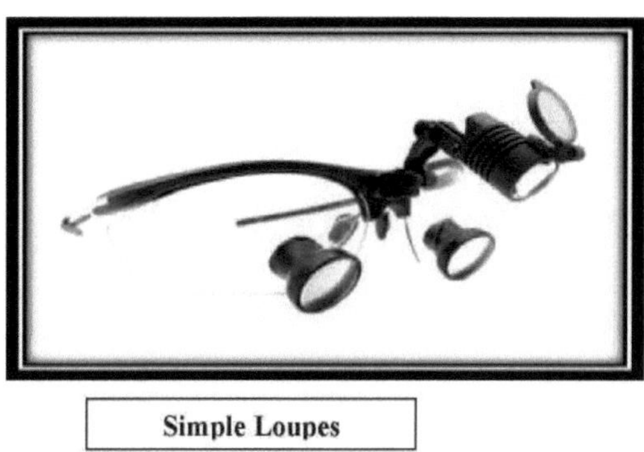

(2) **Lupas telescópicas (lupas compostas ou de prisma)** - as lupas compostas utilizam várias lentes com espaços de ar intermédios que permitem um ajuste da ampliação, da distância de trabalho e da profundidade de campo sem aumento excessivo de tamanho ou peso.[4] Este tipo de configuração de lentes múltiplas de vidro é conhecido como sistema ótico Galileu/lupas telescópicas.[9] A ampliação ideal das lupas telescópicas é de 2,5X. Isto oferece um bom compromisso entre peso, desempenho ótico e custo. Os sistemas de lentes Galileanas não podem oferecer uma ampliação muito superior a 2,5X sem incorrerem em problemas de peso, tamanho e resolução de imagem. [9] A Silber recomenda a utilização de lupas cirúrgicas de 2,5X porque a ampliação de lupas superiores a 2,5X limita a profundidade de campo e a distância de trabalho durante o tratamento. Qualquer movimento da cabeça do operador durante a utilização de lupas com uma ampliação superior a 2,5x fará com que um campo de tratamento entre e saia de foco. Isto pode ser muito perturbador e irritante para o médico.[26]

As lupas de prisma são o tipo de ampliação de lupa mais avançado em termos ópticos, oferecendo uma postura ergonómica melhorada, bem como avanços significativos no desempenho ótico.[4] Quando é necessária uma ampliação mais elevada (até ×6), é necessária uma ótica de prisma. [26] Estas contêm prismas Pechan ou Schmidt que aumentam a trajetória da luz através de uma série de reflexões de espelho dentro das lupas.[4] Baseiam-se no telescópio astronómico Kepleriano, que utiliza cinco lentes e dois prismas. [26] As vantagens deste sistema ótico são uma nitidez ótica superior e uma visão mais plana de bordo a bordo. No entanto, as desvantagens são o custo e o peso acrescido das lupas.

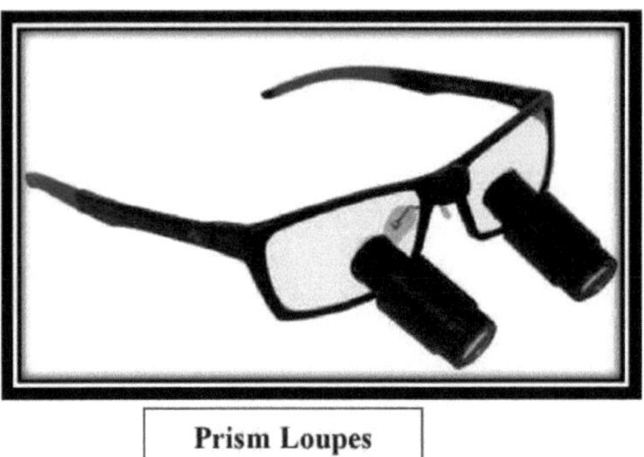

À medida que a ampliação das lupas aumenta, é necessária mais iluminação. Os fabricantes de lupas conceberam fontes de luz portáteis de encaixe para satisfazer esta procura de mais luz.[29]

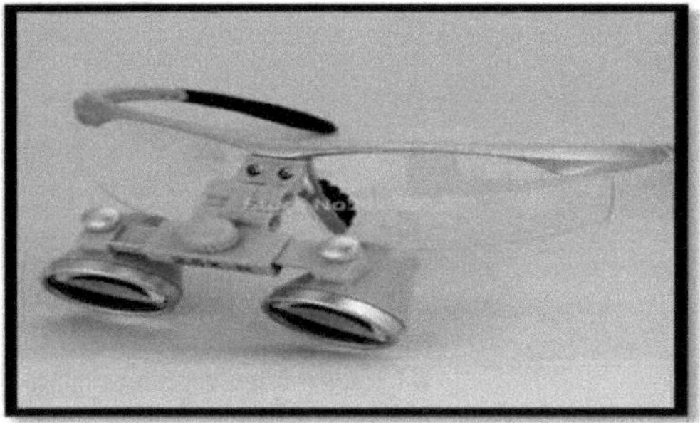

Caraterísticas ópticas das lupas:

1. **A distância de trabalho** é medida a partir da localização da lente do olho até ao objeto em visão1 , ou é a distância entre o plano do olho e a superfície a ser tratada. A distância de trabalho com os braços ligeiramente dobrados varia normalmente entre 30 e 45 cm. A esta distância, a ergonomia postural é muito melhorada e a tensão ocular é reduzida devido a uma menor convergência ocular. Uma forma de a medir é pedir ao médico que ajuste o ponteiro dos segundos do seu relógio enquanto mantém o braço na linha média ou ao nível do coração. É importante que o médico se lembre das suas próprias posições de trabalho, e não das posições prescritas. O trabalho correto nunca deve permitir a extensão excessiva do pescoço, queixo ou ombros.[4]

2. **O alcance de trabalho** (profundidade de campo) é o alcance dentro do qual o objeto permanece focado ou dentro do qual se consegue manter a precisão visual à distância de trabalho adequada. Normalmente, a posição dos olhos e a postura do corpo variam constantemente. O uso de lupas altera esta geometria, uma vez que a postura do corpo e a posição dos músculos extra-oculares estão confinadas a uma gama determinada pelas caraterísticas da lupa. A profundidade de campo adequada permite que o praticante evite inclinar-se demasiado e qualquer extensão excessiva durante a prática. Com qualquer marca de lupa, a profundidade de campo diminui à medida que a ampliação aumenta. [4]

3.   Ângulo de convergência - é o ângulo central que alinha as duas oculares, de modo a que apontem para a mesma distância e ângulo. A uma distância de trabalho definida, o ângulo de convergência varia com a distância interpupilar. Um ângulo de convergência predefinido, bem como uma distância interpupilar predefinida, são mais fáceis de utilizar, uma vez que não devem ser alterados depois de corretamente posicionados. Já uma distância interpupilar ajustável permite que a lupa seja utilizada por mais do que uma pessoa. [4]

4.   Campo de visão (Largura de campo) - é o tamanho linear ou a extensão angular de um objeto quando visto através do sistema telescópico 1 ou representa a largura e a altura da área que o médico vê enquanto utiliza o dispositivo de ampliação. Quanto maior for a ampliação, menor será a largura do campo. [4]

5.   Distância interpupilar - depende da posição dos olhos de cada indivíduo e é um ajustamento fundamental que permite a utilização rotineira e a longo prazo das lupas. O ajuste ideal, tal como acontece com os binóculos, é criar uma imagem única com uma visão ligeiramente ovalada

4 área. [4]

6.   Ângulo de visão - o ângulo de visão é a posição angular da ótica que permite um trabalho confortável. Quanto mais raso for o ângulo, maior será a necessidade de inclinar o pescoço para ver o objeto que está a ser trabalhado. Por conseguinte, as lupas para médicos dentistas devem ter uma angulação maior do que as lupas concebidas para trabalhadores industriais. A estrutura ocular da lupa Designs for Vision é pequena e leve e é fisicamente fixada à lente dos óculos. O ângulo de visão é personalizado para cada operador e, em seguida, bloqueado na posição através da construção da lupa na lente. As estruturas oculares das lupas de três dimensões são montadas na armação frontal.

<u>**PARA MICROSCÓPIO CIRÚRGICO**</u>:

O microscópio cirúrgico é um sistema complicado de lentes que permite uma visão estereoscópica com uma ampliação de aproximadamente 4-40X e uma excelente iluminação da área de trabalho. Os feixes de luz incidem paralelamente sobre a retina do observador, pelo que não é necessária qualquer convergência ocular e a solicitação dos músculos rectos laterais é mínima. [4]

Sempre houve dúvidas quanto à diferença entre um microscópio e uma lupa. Os microscópios dentários utilizam a trajetória de feixes paralelos, mais conhecida como **sistema de telescópio**, que segue a ótica galileana, em que a focagem está no infinito e são enviados feixes de luz paralelos para cada olho, reduzindo assim a tensão no olho do médico. Além disso, a iluminação com o microscópio operatório é co-axial com a linha de visão.[25]

A partir da fonte de luz, a luz é reflectida através de lentes de condensação para um conjunto de prismas até à lente objetiva. A partir da lente objetiva, a luz é focada no campo cirúrgico. A partir do local da cirurgia, a luz é reflectida de volta para a lente objetiva e passa depois pelos alteradores de ampliação. A partir dos alteradores de ampliação, a luz chega aos binóculos, onde o feixe é dividido e o campo cirúrgico é visto através da ocular. As lupas telescópicas seguem a trajetória convergente do feixe, que é o sistema Greenough. [25]

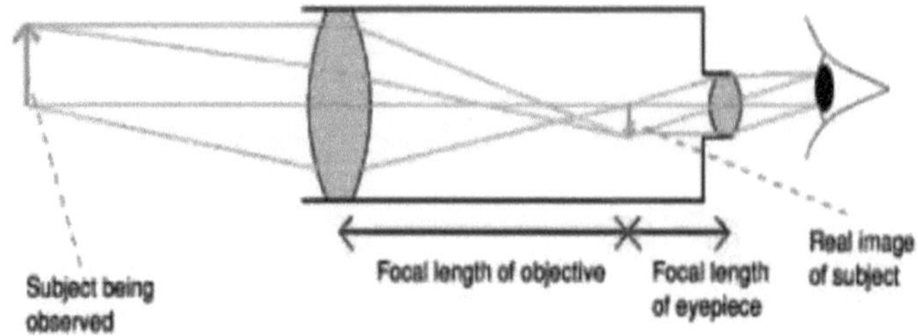

A Keplerian telescope

Estão disponíveis gráficos que explicam a ampliação em função da potência da ocular, da distância focal do binóculo, do fator de ampliação e das lentes objectivas.[5]

	MAGNIFICATION	FILED OF VIEW	ILLUMINATION
1. FOCAL LENGTH OF OBJECTIVE LENS	↓	↑	↓
2. FOCAL LENGTH OF BINOCULARS	↑	↓	↓
3.MAGNIFICATION FACTOR	↑	↓	↓
4. POWER OF EYEPIECE	↑	↓	↓
5.MAGNIFICATION		↓	↓

2.ILUMINAÇÃO: Para lupas-

Os sistemas de iluminação colateral podem ser úteis para ampliações superiores, na ordem dos 4X e mais. As lupas com um grande campo de visão terão uma melhor iluminação e imagens mais brilhantes do que as lupas com campos de visão mais estreitos. As considerações importantes na seleção de uma fonte de iluminação acessória são o peso total, a qualidade e o brilho da luz, a facilidade de focar e direcionar a luz dentro do campo de visão das lupas e a facilidade de transporte entre cirurgias. [4]

Cada refração superficial numa lente resulta numa perda de 4% da luz transmitida devido à reflexão. Este facto pode representar uma redução de 50% do brilho das lupas telescópicas. Os revestimentos antirreflexo foram desenvolvidos para contrariar este efeito, permitindo que as lentes transmitam a luz de forma mais eficiente. A qualidade dos revestimentos das lentes também varia e deve ser avaliada aquando da seleção das lupas. [4]

ILUMINAÇÃO: Para microscópio cirúrgico:

Para compreender a iluminação, é importante compreender o caminho que a luz percorre quando viaja através do microscópio. A fonte de luz é uma lâmpada de xenon-halogénio de 100 watts. A intensidade da luz é controlada por um reóstato e arrefecida por uma ventoinha. A luz é reflectida através de uma lente de condensação para uma série de prismas e depois para a lente objetiva para o campo cirúrgico.

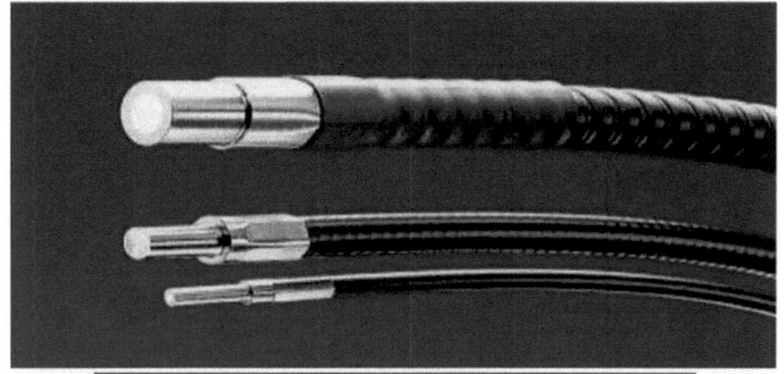

O microscópio da ilustração tem uma largura de campo de luz de 45 mm. Depois de a luz atingir o campo cirúrgico, é reflectida através da lente objetiva, através das lentes de mudança de ampliação e através dos binóculos, saindo depois para os olhos como dois feixes de luz separados. A separação da luz é o que produz o efeito estereoscópico que permite ao médico ver a profundidade do campo. O microscópio cirúrgico utiliza *iluminação coaxial de fibra ótica* que produz um ponto de luz circular ajustável, brilhante, uniformemente iluminado e sem sombras, paralelo ao eixo ótico de visualização. [4]

3.DOCUMENTAÇÃO:

A documentação é uma vantagem importante da utilização do microscópio cirúrgico.

Os três objectivos da documentação são: -:

1.   Comunicar com o dentista que efectua o encaminhamento

2.   Educar o doente e o estudante

3.   Manter os documentos legais necessários para cada caso.

Para um melhor tratamento do paciente, o especialista e o dentista que o encaminha devem estar em estreita comunicação. Em medicina dentária, especialmente em endodontia, esta comunicação tem envolvido principalmente a radiografia e o telefone. A adição de impressões de vídeo a cores do procedimento é um novo departamento. O médico dentista que faz o encaminhamento pode ver partes importantes do procedimento, o que, por exemplo, pode ilustrar a razão pela qual o tratamento endodôntico anterior falhou. [3]

Ao documentar todos os casos em cassete de vídeo através do microscópio, os estudantes dispõem agora de uma grande biblioteca de cirurgias em tempo real de todos os tipos, mostrando muitos procedimentos e técnicas. Este foi o desenvolvimento mais importante da utilização do microscópio para fins didácticos. [3]

7. POSIÇÕES OPERACIONAIS

A posição de operação mais adequada para um determinado cirurgião é, na verdade, uma combinação de: -

- **Posição da cabeça do doente**
- **Posição de cadeira de dentista**
- **Posição do microscópio**
- **Posição do cirurgião**
- **Posição do assistente**

A dinâmica de cada uma destas divisões deve ser bem compreendida para se chegar a posições operacionais que sejam confortáveis para o doente, os assistentes e o cirurgião.

- Posição da cabeça do doente

Devem ser envidados todos os esforços para garantir o conforto do doente durante os procedimentos cirúrgicos. Deve prestar-se atenção para garantir que os músculos da cabeça e do pescoço não são esticados ou torcidos durante os procedimentos operatórios. O plano oclusal deve estar paralelo ao chão para a cirurgia mandibular e perpendicular para a cirurgia maxilar. A cabeça deve estar confortavelmente centrada ou ligeiramente virada na direção do cirurgião ou para longe dele.[33]

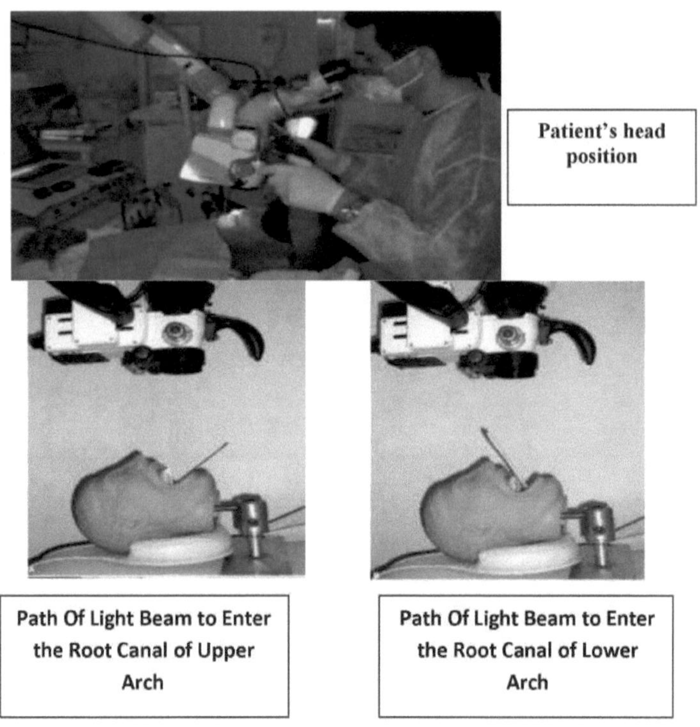

* **<u>Posição na cadeira de dentista</u>**[3]

A cadeira de dentista pode ser manobrada numa variedade de posições. O movimento horizontal e vertical controla o posicionamento da base da cadeira e o movimento do apoio das costas regula a distância em relação ao microscópio. Além disso, o posicionamento vertical da base da cadeira pode proporcionar espaço para posicionar as pernas. O apoio de cabeça ajustável deve ser utilizado para posicionar a cabeça confortavelmente e manter um plano de oclusão correto.

A cadeira dentária é ligeiramente posicionada:

* Abaixo do operador para cirurgia maxilar.

* Acima do operador para cirurgia mandibular.[34]

Isto permite ao clínico olhar para baixo no plano axial da raiz através da superfície biselada nos dentes maxilares e para cima no plano axial da raiz e através da superfície biselada nos dentes mandibulares.

- Posição do microscópio[35]

- O posicionamento do microscópio deve ser efectuado depois de o cirurgião estabelecer uma posição sentada adequada. A luz do microscópio deve ser ligada e o microscópio deve ser manobrado de modo a que o círculo de luz brilhe na área de trabalho.

- Olhando através da ocular, o microscópio deve ser rodado para cima e para baixo até que a área de trabalho seja focada. O microscópio deve ser ajustado de modo a que a cabeça e a coluna vertebral do operador possam manter uma posição confortável com a área de trabalho focada.

- O ajuste interpupilar deve ser efectuado pegando nas duas metades da cabeça binocular do microscópio e afastando-as e juntando-as.

- A ocular deve ser movida em conjunto até que os círculos se juntem e se tornem num só círculo. As pessoas que usam óculos devem ter um copo de borracha na posição mais baixa e as que trabalham sem óculos devem usar copos na posição mais alta. A ocular deve ser ajustada individualmente de modo a que a visão focada da área de trabalho se mantenha nítida à medida que a definição da ampliação é alterada.

- A seleção dos binóculos é também fundamental para determinar a posição correta do microscópio. Os binóculos estão disponíveis em tubos inclinados, rectos e inclináveis. O cirurgião deve selecionar um binóculo que lhe permita olhar para baixo no plano axial da raiz e através da superfície biselada na cirurgia mandibular.[31]

Tubos inclinados: -

Embora os tubos inclinados binoculares possam ser utilizados na cirurgia maxilar, oferecem a menor variabilidade e requerem a utilização de um microespelho e visão indireta na cirurgia mandibular. Com os tubos inclinados, é frequentemente necessário virar a cabeça do doente para longe do cirurgião para proporcionar acesso visual para a cirurgia mandibular.

Tubos rectos: -

Os binóculos de tubo reto têm a vantagem de permitir uma visão direta em ambas as arcadas e tornam-se mais versáteis quando combinados com um acoplador de 135° ou de inclinação variável. Estes acopladores permitem que os binóculos de tubo reto tenham visão direta quer o doente esteja sentado ou deitado.

Tubos inclináveis: -

Os binóculos de tubo inclinável permitem uma variedade de posições entre tubos inclinados e rectos. Proporcionam ao operador um conforto postural adicional durante procedimentos longos. A única desvantagem é o facto de serem difíceis de conceber e de serem bastante dispendiosos.

Assim, o microscópio deve ser posicionado de modo a proporcionar o acesso visual necessário para efetuar a cirurgia, permitindo simultaneamente o conforto postural do cirurgião e do assistente.

- Posição do cirurgião

- No trabalho microcirúrgico, é necessária uma postura corporal correta e o conforto do operador, uma vez que a tensão muscular pode provocar tremores nas mãos. O cirurgião deve utilizar um banco ajustável.

- Recomenda-se que o operador ajuste a posição sentada de modo a que as ancas fiquem a 90° do chão, os joelhos a 90° das ancas, o antebraço a 90° do braço e as coxas fiquem paralelas ao chão, para que os grandes grupos musculares fiquem em repouso. [36]

- Os braços do cirurgião devem estar relaxados ao seu lado. Também está disponível um banco com apoio para os braços. Os pés devem ser colocados no chão. As costas devem estar numa posição neutra, com o óculo inclinado de modo a que a cabeça e o pescoço possam ser mantidos num ângulo que possa ser sustentado de forma consistente.[37]

- Esta abordagem obriga o operador a trabalhar na posição ergonómica e ortopédica mais favorável possível quando utiliza o microscópio operatório.

- O cirurgião deve estar de frente para o lado afetado do doente. Isto pode ou não significar que o cirurgião está sentado no lado afetado. Muitas vezes, o cirurgião pode obter o mesmo resultado fazendo com que o doente se vire ligeiramente para ele ou para longe dele.[13]

- Sugere-se que:

a) Um cirurgião canhoto posiciona-se no lado esquerdo da cadeira, em todas as situações, exceto durante as cirurgias mandibulares direitas, quando o cirurgião se desloca para o lado direito da cadeira dentária.

b) Um cirurgião dextro posiciona-se no lado direito da cadeira em todas as situações, exceto durante as cirurgias da mandíbula esquerda, quando o cirurgião se desloca para o lado esquerdo da cadeira dentária.

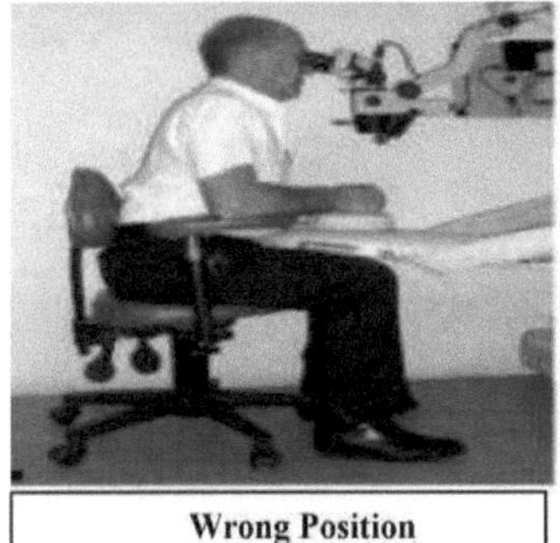

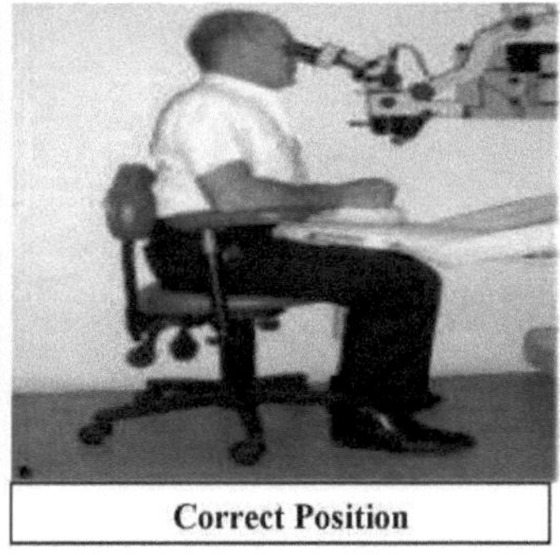

- Posição do assistente

Uma unidade micro-cirúrgica bem concebida pode utilizar três assistentes dentários -

* *O primeiro assistente* é o principal responsável pela aspiração e está normalmente sentado num banco ajustável.

* *O segundo assistente* passa os instrumentos e normalmente fica de pé. Este assistente está posicionado ao lado do lado dominante do cirurgião para facilitar a passagem dos instrumentos.

* *O terceiro assistente* funciona como enfermeiro de mudança e pode sair do bloco operatório para obter instrumentos ou materiais adicionais, se necessário. O terceiro assistente também é responsável pelo vídeo e pela fotografia. A posição do assistente pode variar, dependendo do acesso visual e do dispositivo de observação que está a ser utilizado.

É essencial uma boa comunicação entre o cirurgião e o assistente. Foi desenvolvida uma série de sinais manuais universais, que facilitam a passagem de instrumentos ao microscópio sem ter de desviar o olhar das oculares.[34]

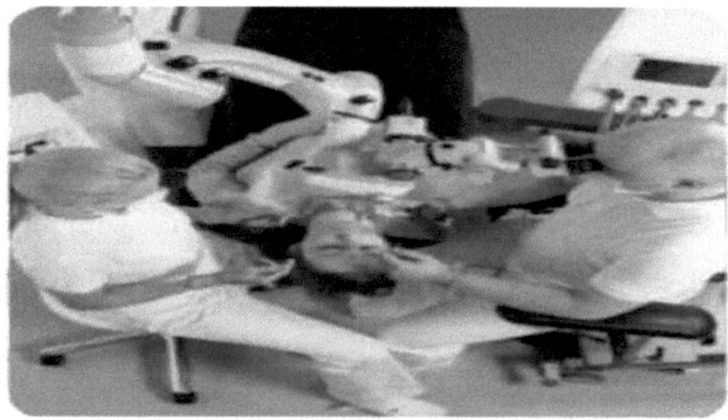

Leis da Ergonomia.[30][38]

A utilização ocasional ou intermitente de uma OM num doente resulta na utilização ineficiente do tempo do médico. Representa uma interrupção no fluxo de tratamento do doente, o que só pode afetar negativamente o resultado final. Os médicos que praticam desta forma raramente se apercebem de todas as vantagens de uma abordagem microscópica e nunca desenvolvem as competências visuais e ergonómicas necessárias para trabalhar ao mais alto nível.

A utilização hábil de um MO implica a sua utilização durante todo o procedimento, do início ao fim. Trabalhar desta forma depende do aperfeiçoamento das competências ergonómicas e visuais a um nível elevado.[1]

As leis [30,38]

A compreensão de um fluxo de trabalho eficiente com a utilização de um MO implica o conhecimento dos princípios básicos do movimento ergonómico.[1]

O movimento ergonómico divide-se em 5 classes de movimento:

Movimento de classe I: mover apenas os dedos

Movimento de classe II: movimento apenas dos dedos e dos pulsos

Movimento de classe III: movimento com origem no cotovelo

Movimento de classe IV: movimento com origem no ombro

Movimento de classe V: movimento que implica torcer ou dobrar a cintura

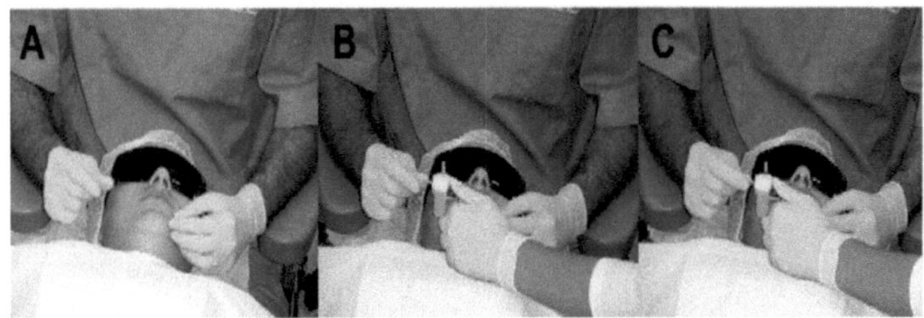

(A) Dedos à espera da lima. (B) Ficheiro colocado entre os dedos. (C) Dedos capturando a lima.

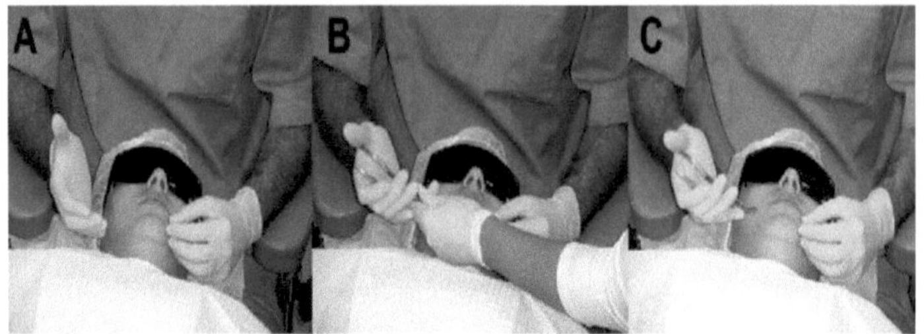

(A) Mão à espera do instrumento. (B) Movimento dos dedos e do pulso ao receber o instrumento. (C) Movimento dos dedos ao receber o instrumento.

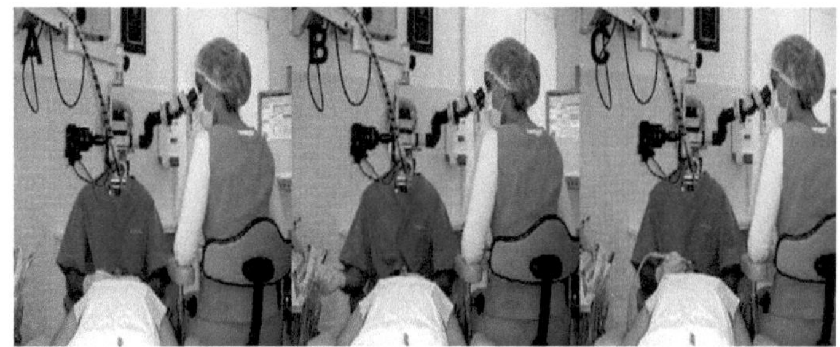

(A) Cotovelo apoiado no suporte da banqueta. (B) Rotação do cotovelo com apoio e apreensão do instrumento. (C) Rotação do cotovelo com apoio para a posição de trabalho.

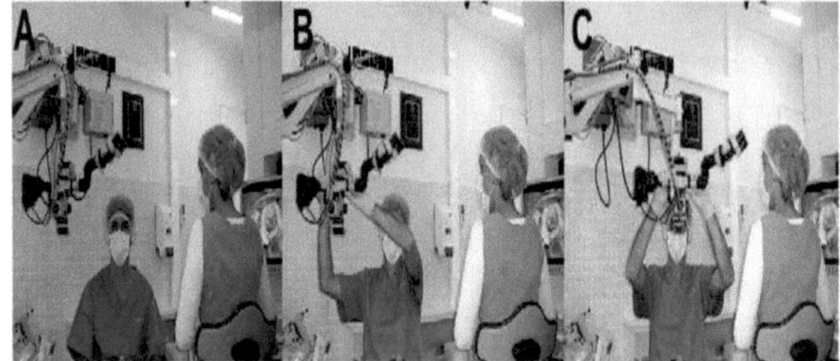

(A) Profissional em posição neutra. (B) Ombros, braços, cotovelos e mãos em movimento para alcançar o Ortho Mouse. (C) Ortho Mouse deslocado para a posição ideal sem movimento de rotação da cintura.

8. ACESSÓRIOS PARA MICROSCÓPIO

A maioria destes acessórios permite ao cirurgião, ao assistente, aos enfermeiros e a outras pessoas observar imagens ampliadas da operação durante o seu desenrolar e para documentação.

A) <u>Divisor de feixe</u>:

- Um divisor de feixe é um sistema de lentes prismáticas que divide cada caminho ótico em dois, um continuando na direção original e o segundo normalmente em ângulo reto.[34]

- O separador de feixe pode ser inserido no trajeto da luz quando esta regressa aos olhos do operador (ou seja, é colocado entre o corpo e o tubo binocular). A função de um separador de feixe é fornecer luz a um acessório, como uma câmara ou um tubo de observação auxiliar. Cada divisor de feixe inclui dois sistemas, um que divide a via ótica esquerda e outro que divide a via ótica direita.

- O divisor de feixe retira uma determinada percentagem de luz do trajeto original. O divisor de feixe 50:50 divide igualmente a luz entre o cirurgião e o observador. Uma unidade 60:40 envia 60 % da luz para o cirurgião e 40% para a outra via. A escolha da percentagem depende da quantidade de luz disponível e das necessidades de luz dos acessórios.[32]

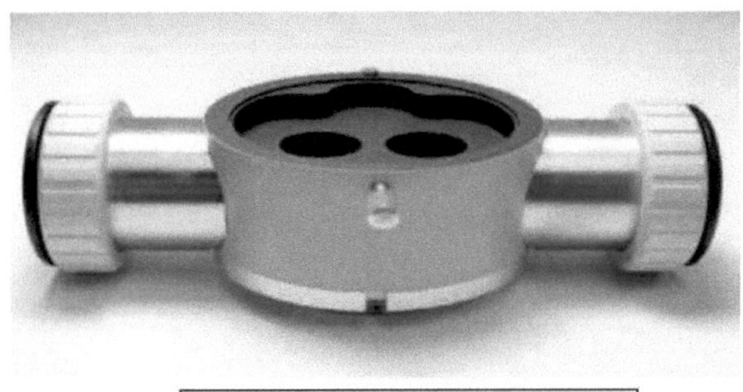

B) Adaptador de fotografia, câmara fotográfica de 35 mm, câmara de televisão, vídeo

Câmara, tubo de visualização auxiliar monocular ou binocular: -

Quando um ou mais dos acessórios acima mencionados estão ligados, é escolhido um divisor de feixe de configuração 70:30, porque permite mais luz para a televisão, filme ou câmara fixa (30% vai para o cirurgião).

- O acessório mais comum ligado ao divisor de feixe é um tubo de observação para o assistente do cirurgião. Estão disponíveis tubos de observação monoculares e binoculares. No caso do sistema binocular, a visão obtida será verdadeiramente tridimensional. No entanto, a desvantagem é o aumento da distância do local da operação e a redução da impressão estereoscópica, uma vez que não é formada por dois feixes, mas pela divisão de apenas um deles.

- Os outros acessórios normalmente utilizados são uma câmara fotográfica de 35 mm, uma câmara de televisão e uma câmara de vídeo. Pode ser colocado um adaptador fotográfico com controlo da intensidade da luz entre o separador de feixes e estes acessórios.

- Outro acessório utilizado para facilitar a visualização do assistente é o ecrã de cristais líquidos (LCD). O ecrã LCD recebe os sinais de vídeo da câmara de vídeo. Ao visualizar o ecrã LCD, o assistente vê exatamente o que o cirurgião vê, sem ter de desviar os olhos do campo cirúrgico. Este sistema de visualização tem uma vantagem sobre os binóculos articulados porque o assistente não tem de se afastar do microscópio se for necessário que o cirurgião o desloque durante a cirurgia.[10]

- São normalmente utilizados dois acessórios, um de cada lado do divisor de feixe. O cirurgião pode desejar três ou mais acessórios, como a combinação de -

- Uma câmara fotográfica de 35 mm

- Uma câmara de televisão

- Um tubo de observação

- Um interrutor ótico, construído para acomodar dois acessórios, pode ser ligado a qualquer uma das duas partes do separador de feixes. O ajuste do interrutor direciona a imagem para um dos acessórios, mas não para ambos.

- Idealmente, poderiam ser utilizados quatro acessórios se os interruptores de feixe fossem colocados em cada lado do repartidor de feixe. A instalação de múltiplos acessórios exige muito dos sistemas de iluminação. Estas exigências foram satisfeitas por cabos de fibra ótica ligados a fontes de luz potentes.

C) Pegas: -

Podem ser fixadas pegas de pistola ou pegas de bicicleta na parte inferior da mão do microscópio para facilitar o movimento durante a cirurgia. [32]

D) Outros acessórios: -

1) Uma ocular com um campo retilíneo pode ser substituída para alinhamento durante a gravação de vídeo e fotografias de 35 mm.

2) As portas de observação podem ser adicionadas ao microscópio através de um divisor de feixe e podem ser úteis em situações de ensino.

3) Os acoplamentos são utilizados para colocar o microscópio e os acessórios ligados numa posição definida para uma aplicação específica. Geralmente, os acoplamentos têm um eixo e um orifício de montagem para receber um eixo, permitindo a combinação de acoplamentos quando se utilizam acoplamentos. Deve certificar-se de que os botões de bloqueio dos braços de suspensão não são apertados com demasiada firmeza, uma vez que provocam vibrações durante longos períodos de tempo. [36]

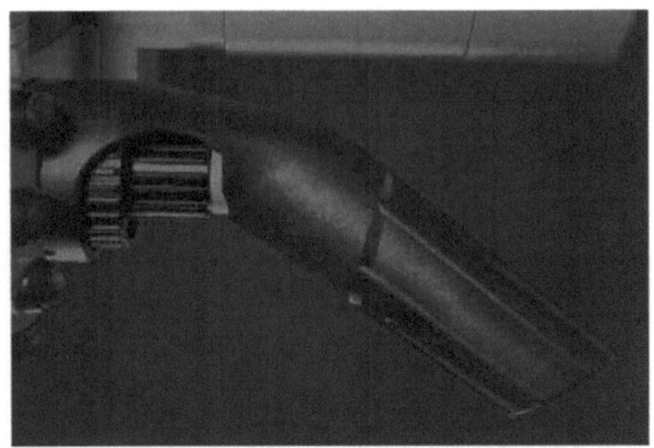

Pistol Grips or bicycle –style handle

9. VANTAGENS e DESVANTAGENS das MICROSCOPAS

VANTAGENS

- A utilização do microscópio operatório dentário trouxe vantagens não só para o dentista, mas também para o doente.

- Os dentistas são confrontados com grandes vantagens nos seguintes aspectos;

1) Maior visibilidade.

2) Ergonomia e postura muito melhoradas.

3) Campos mais vastos.

4) Ampliação variável.

5) Melhor profundidade de focagem.

6) Iluminação coaxial.

7) Maior diferenciação que conduz a melhores imagens.

8) Maior fiabilidade, melhor qualidade, diagnóstico e terapia.

9) Melhoria da capacidade de utilização dos assistentes.

DESVANTAGENS

1) É caro e não é acessível a muitos.

2) Demora muito tempo.

3) A adesão do doente é obrigatória; mesmo um ligeiro movimento do doente afectará negativamente o campo de visão.

4) Necessita de muita perícia e experiência do cirurgião.

VANTAGENS E DESVANTAGENS - SOBRE LUPAS

VANTAGENS [3]

1) O microscópio permite uma visão estereoscópica pormenorizada de um pequeno campo operatório, o que não é possível com as lupas.

2) Com os novos microscópios é possível obter ampliações de 3x a 40x.

3) Proporciona uma maior ampliação, iluminação e propriedades ópticas superiores

4) A imagem é estável, ao contrário do que acontece com lupas ou óculos de grande ampliação.

5) O médico pode alterar facilmente a ampliação de trabalho.

6) Ajuda a controlar os corpos estranhos no campo operatório.

7) O tempo de cirurgia diminui com médicos experientes e treinados.

8) Sem peso no nariz e na cabeça.

9) É muito útil em neurocirurgia e oftalmologia, onde é essencial uma retração mínima.

10) Utilizando divisores de feixe, o cirurgião assistente também pode visualizar diretamente o campo cirúrgico ampliado. A documentação é possível utilizando estes separadores de feixe. É possível tirar fotografias, fazer documentação em vídeo e ver o procedimento cirúrgico em direto na televisão. Assim, é possível efetuar uma variedade de registos visuais permanentes do procedimento em película ou fitas magnéticas.

11) Proporcionam um melhor desempenho e versatilidade do que as lupas.

12) Utilizam o princípio ótico de Galileu. Oculares binoculares unidas por dois prismas deslocados com eixos ópticos paralelos - permitem a visualização estereoscópica da cirurgia realizada sem convergência ocular.

13) Menos cansaço e fadiga ocular.[4]

14) Permitem procedimentos cirúrgicos menos invasivos e uma retração mínima, o que leva a uma menor dor pós-operatória.

15) A visualização estereoscópica permite a perceção da profundidade em 3D. As diferenças de textura são largamente discerníveis através da profundidade.

- Na remoção de cálculo, a informação de profundidade ajuda a distinguir texturas que diferenciam o cemento, o cálculo da cor do dente e os compósitos da cor do dente.

- Para o endodontista que encontra as pequenas aberturas de acesso dos canais que se calcificaram, ou que efectua a colocação de implantes, a informação de profundidade é absolutamente essencial.

16) Também incorporam ópticas totalmente revestidas com lentes acromáticas para fornecer a mais alta resolução e a iluminação mais eficiente.

17) Embora as fotografias clínicas aumentem a ampliação na impressão final, o mesmo pode ser visto pelo cirurgião durante a cirurgia. Assim, o tempo de preparação para as fotografias é evitado.

18) A documentação vídeo pode ser feita diretamente através do microscópio; a saída de vídeo no ecrã mostra a imagem ampliada. Quando está integrado no microscópio, os dispositivos de observação são reduzidos. Deve ter-se em conta que todas as vantagens acima referidas se tornam realidade quando os cirurgiões têm uma boa formação de bancada. [32]

DESVANTAGENS

1) Volumoso, ocupa muito espaço na sala de operações e é muito difícil de
transportar.[5]

2) A formação sobre os seus componentes e utilização é obrigatória antes de se tentar efetuar uma cirurgia num doente e a curva de aprendizagem é consideravelmente maior.

3) A posição do cirurgião é limitada.

4) Com uma ampliação maior, o campo de visão e a profundidade de focagem são reduzidos.[34]

5) O campo operatório é falsamente projetado, pelo que a coordenação das mãos e dos olhos é mais alterada num microscópio.

6) É necessário algum tempo para se adaptar à utilização do microscópio; em atmosfera húmida, as superfícies ópticas podem ser "vaporizadas".

7) Alguns procedimentos podem ser prolongados, o que pode aumentar o risco de anestesia e de infeção.

8) Por vezes, também requer um tempo de operação mais longo e um tempo de isquemia mais longo do que com a utilização de lupas, o que pode ter um efeito prejudicial no resultado da reparação do nervo, particularmente se muitas outras estruturas estiverem danificadas e necessitarem de atenção.

9) Muito caro.

10. IDEIAS ERRADAS SOBRE MICROSCÓPIOS

- **Ampliação**

- Uma pergunta frequente é: qual é a potência do seu microscópio? A pergunta aborda a questão da potência utilizável. A potência utilizável é a ampliação máxima do objeto que pode ser utilizada numa determinada situação clínica em relação à profundidade de campo e ao campo de visão.

- À medida que a ampliação aumenta, a profundidade de campo diminui e o campo de visão torna-se mais estreito. A questão que se coloca é saber qual é a potência máxima utilizável.

- A ampliação superior a 30x, embora seja possível, tem pouco valor na cirurgia periapical. Trabalhar com uma ampliação superior é extremamente difícil porque os movimentos ligeiros do doente fazem com que o campo fique fora de vista e fora de foco. O cirurgião está então constantemente a recentrar e a voltar a focar o microscópio. Isto desperdiça muito tempo e cria uma fadiga ocular desnecessária.

- **Iluminação**

- Existe um limite para a quantidade de iluminação que um microscópio cirúrgico pode fornecer. À medida que a ampliação aumenta, a abertura efectiva do microscópio diminui e, por conseguinte, a quantidade de luz que pode chegar aos olhos do cirurgião é limitada.

- Isto significa que, à medida que se selecionam ampliações mais elevadas, o campo cirúrgico parece mais escuro. Além disso, se um divisor de feixe estiver acoplado ao microscópio, menos luz estará disponível para os adaptadores fotográficos e binóculos auxiliares. É importante considerar este facto ao produzir fotografias de 35 mm.

- A película fotográfica a cores não é sensível e pode ser necessário adicionar um estroboscópio para criar imagens de qualidade. A fita de vídeo é significativamente mais sensível do que a película fotográfica e podem ser gravados excelentes vídeos sem luz suplementar.

- **<u>Perceção da profundidade</u>**

- Antes de se poder efetuar uma cirurgia com um microscópio operatório, o médico deve sentir-se à vontade para receber um instrumento do assistente e colocá-lo entre o microscópio e o campo cirúrgico.

- A aprendizagem da perceção da profundidade e da orientação no microscópio requer tempo e paciência. A coordenação e a memória muscular são facilmente esquecidas se o microscópio for utilizado com pouca frequência. Como regra geral, o médico deve reorientar-se para o microscópio antes de iniciar cada cirurgia.

- **<u>Acesso</u>**

O microscópio cirúrgico não melhora o acesso ao campo cirúrgico. Se o acesso é limitado para a cirurgia convencional, é ainda mais limitado quando o microscópio é colocado entre o cirurgião e o campo cirúrgico. A utilização do microscópio, no entanto, permite uma visão muito melhor do campo cirúrgico. Uma vez que a visão é melhorada de forma tão dramática, os casos podem agora ser tratados com um maior grau de confiança.

- **<u>Conceção do retalho e sutura</u>**

- A reflexão de retalhos de tecidos moles e a sua sutura no lugar não são procedimentos de grande ampliação. Embora o microscópio possa ser utilizado com baixa ampliação, pouco se ganha com a sua utilização nestas aplicações.

- O microscópio operatório é recomendado predominantemente para osteotomia, curetagem, preparação apical de apicectomia, retropreenchimento e documentação.

11. APLICAÇÕES DOS MICROSCÓPIOS EM ENDODONTIA

O microscópio operatório dentário tem muitas aplicações em endodontia, que se agrupam em três categorias:

(I) ***PROCEDIMENTOS DE DIAGNÓSTICO***

(II) ***ENDODONTIA CONVENCIONAL***

(III) ***ENDODONTIA CIRÚRGICA***

(I) ***PROCEDIMENTOS DE DIAGNÓSTICO***

Pela natureza da especialidade, um endodontista também concordaria que o diagnóstico é o aspeto mais difícil da endodontia. Qualquer equipamento ou metodologia que auxilie no diagnóstico é apreciado, e o microscópio certamente atende a esse critério.

1) ***Dentes rachados/fracturados***[15,28]

- A sondagem periodontal, o exame de raios X e a utilização de um dentifrício podem ajudar no diagnóstico de fissuras ou fracturas, mas há casos em que o dentista não consegue ver até que ponto a fissura se estende ou até que ponto a linha de fratura vertical/horizontal se estende ao longo da parede do canal.

- A utilização do microscópio nestes casos é de grande ajuda. Combinando as propriedades da luz e da ampliação, com um pincel de dobragem e um corante azul de metileno, o dentista pode facilmente localizar fissuras e linhas de fratura.[39] A deteção da mobilidade da coroa/raiz é mais facilmente conseguida com níveis elevados de ampliação e iluminação do microscópio operatório. [13]

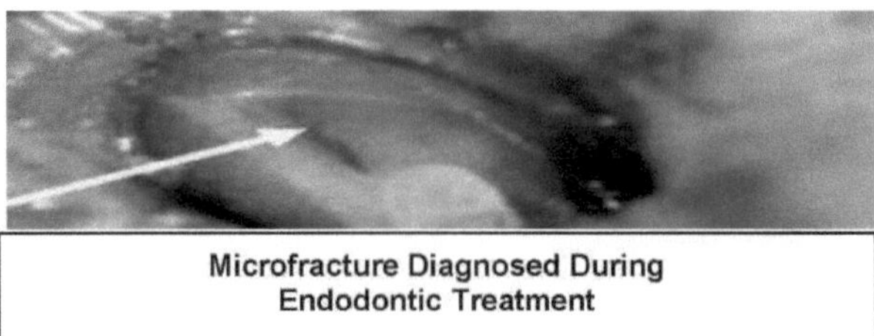

2) ***Remoção de cáries e gestão de cáries profundas***

- A escavação/remoção completa da cárie é necessária antes de a cavidade ser restaurada com uma restauração. Uma vez obtido o acesso à lesão cariosa, a remoção da cárie depende da interpretação do dentista dos estímulos tácteis e da observação das diferenças de cor entre a dentina infetada e a dentina afetada. A visão ampliada, juntamente com corantes para deteção de cáries, ajuda muito na remoção de cáries.

- Utilizando o microscópio, sob ampliação, a diferença de cor entre a dentina infetada e a afetada pode ser facilmente distinguida. A dentina infetada é geralmente macia e de cor castanha escura. A dentina afetada é castanha clara e dura. Toda a dentina mole e infetada deve ser removida.[17]

- Durante a escavação de lesões cariosas profundas, existe a possibilidade de ocorrerem pequenas exposições pulpares, que não são facilmente visíveis a olho nu. Nestes casos, os microscópios são muito úteis para detetar estas pequenas exposições pulpares que podem ser posteriormente tratadas com procedimentos diretos de capeamento pulpar. Com o microscópio, a colocação correta da base de hidróxido de cálcio também é possível.

3) ***Inspeção das margens de restauro***

- As margens das restaurações podem ser devidamente inspeccionadas com a visão ampliada do microscópio. As cáries secundárias, as margens deficientes, as margens salientes, etc. podem ser facilmente detectadas, o que é bastante difícil de fazer a olho nu.

- Os prostodontistas e os técnicos de laboratório dentário utilizam a versão de bancada do estereomicroscópio para trabalhos laboratoriais de alta precisão, como -[21]

- Contorno marginal
- Remoção do flash no padrão de cera
- Remoção de irregularidades e nódulos de fundição
- Acabamento e polimento marginal

4) ***Avaliação dos tecidos moles***

- Os doentes apresentam frequentemente dor e outros sintomas relacionados que indicam a presença de inflamação/infeção, mas as avaliações visuais e radiográficas nem sempre identificam claramente o problema.

- Por vezes, uma lesão intra-óssea infetada trefica a placa labial, mas não é detectada pelos procedimentos de diagnóstico normais.

- Sob um elevado nível de ampliação, pode ser localizado um trato sinusal discreto e, ao inserir um cone de guta-percha na abertura, torna-se rapidamente visível radiograficamente um caminho para a fonte primária de infeção.

(II) ENDODONTIA CONVENCIONAL

- A utilização do microscópio operatório na endodontia convencional melhora a perceção visual dos achados clínicos.

- Antes do acesso endodôntico, o operador pode ter um vislumbre do padrão da cúspide e da fissura, uma vez que uma perceção melhorada e ampliada fornece muitas pistas. Durante a remoção de cáries, a definição de baixa potência, juntamente com os corantes de deteção de cáries, ajuda a uma remoção precisa das cáries e também melhora a perspicácia clínica.

- A capacidade de visualizar o sistema de canais radiculares em pormenor proporciona a oportunidade de investigar esse sistema mais minuciosamente e de o limpar e modelar de forma mais eficiente.

- O isolamento de rotina do dique de borracha não interfere com a endodontia não cirúrgica ou não incisional, mas a cor e a natureza reflectora do dique de borracha devem ser tidas em conta antes da sua seleção.

- Preparação da cavidade de acesso e localização de canais[40,41,636]

- A imagem obtida através do microscópio difere definitivamente da visão normal durante a abertura do acesso. A limpeza e a coloração selectiva são formas convencionais de procurar um orifício adicional no canal. Com a ampliação e a iluminação, é possível compreender melhor os pormenores acima referidos.

- O acesso adequado ao sistema de canais radiculares é a chave para a preparação do canal radicular. A utilidade adicional da luz de uma fonte de fibra ótica também melhora a visão. A microscopia não requer a alteração do tamanho da cavidade de acesso (pequena ou grande).

- O acesso em linha reta ao canal radicular é importante e as aberturas dos canais devem estar numa posição tal que os instrumentos possam deslizar pela parede da abertura de acesso e entrar no canal radicular sem desvio. Isto implica que a área da base de uma cavidade de acesso deve ser limitada pela posição das aberturas do canal radicular e da raiz e não pelas necessidades do microscópio. No entanto, a parte coronal da cavidade pode ser alargada para permitir uma melhor visão.

- É prática corrente em endodontia remover todo o teto da câmara pulpar. Isto é mais fácil de conseguir ao microscópio, onde a cor mais escura do pavimento da câmara pulpar é facilmente distinguida da dentina que forma o teto. Uma vez executada a penetração da câmara pulpar, a parte restante do teto pode ser removida utilizando brocas ou instrumentos ultra-sónicos. As brocas redondas são úteis para este procedimento, mas deve ter-se muito cuidado para não danificar o pavimento da câmara pulpar. Uma broca de haste longa (28 mm) permite que a ponta da broca seja mantida à vista do microscópio, sem que a cabeça da peça de mão invada o campo de visão. Também podem ser utilizadas brocas de ponta segura (brocas de fissura BATT ou de fissura cónica) com menos hipóteses de danificar o pavimento.

- O pavimento da câmara pulpar fornece muita informação sobre a possível posição da abertura do canal radicular, que é grandemente melhorada pelo microscópio. Por conseguinte, o pavimento é valioso e não deve ser danificado durante o acesso inicial ao sistema de canais radiculares.

1. O microscópio deve ser parafocalizado.

2. Para fins de orientação, a inspeção deve ser feita com uma ampliação de 6x.

3. Em seguida, a ampliação pode ser aumentada para 12x para

melhorar o que é visto com uma ampliação inferior.

4. Por último, pode ser utilizada uma ampliação até 26x para confirmar as aberturas quando se suspeita que estas foram encontradas.

- A anatomia natural do pavimento da câmara pulpar dá muitas vezes alguma indicação da sua posição, e existem sulcos que atravessam o pavimento e caem nos canais radiculares.

- A abertura dos canais radiculares pode ser detectada mais facilmente com um microscópio. A sondagem das entradas dos canais radiculares deve ser efectuada com um explorador endodôntico afiado, como o DG 16 (Hu Friedy, Chicago IL). [14]

- Muitas vezes, os orifícios do canal são difíceis de encontrar. Isto é particularmente verdade em dentes idosos e em dentes com um historial de restaurações extensas em que foram colocadas grandes quantidades de dentina reparadora.

-Esta dentina pode, por vezes, ser removida da abertura do canal radicular com um explorador afiado, mas nos casos de canais menores, como o canal MB2 no molar superior, isto pode não ser possível, especialmente nos canais radiculares que têm uma forma de fita em vez de redonda. Neste caso, o microscópio é uma ajuda preciosa para encontrar os canais radiculares.

- É importante examinar o pavimento da câmara pulpar com mais pormenor e observar alterações subtis na forma e na cor. A diferença subtil na cor e textura dos depósitos calcários é um guia útil para delinear o contorno da câmara pulpar original e, assim, localizar os canais.

-Deteção <u>de entrada de canal obscurecida (calcificada)</u>[42,55]

- A abordagem microscópica permitiu o tratamento de rotina de canais calcificados anteriormente não tratáveis e reduziu drasticamente a necessidade de uma abordagem cirúrgica a estes casos.

- A técnica de remoção da polpa calcificada depende tanto das capacidades visuais do clínico (com a ajuda do microscópio) como da utilização hábil de instrumentos especializados que foram concebidos especificamente para a remoção da polpa calcificada ou de outras obstruções coronais.[29]

- Estão disponíveis pontas ultra-sónicas especializadas, cada uma com a sua própria função para a remoção de obstruções coronais, radiculares médias e apicais. Estes instrumentos substituíram completamente a necessidade de remoção do material calcificado por meio de brocas.

- Estes instrumentos em conjunto com o microscópio podem remover discreta e definitivamente a polpa calcificada sem arrancar a raiz e sujeitá-la a um enfraquecimento desnecessário.

- As varinhas de fibra ótica acessórias colocadas adjacentes ao tecido mole ao nível da raiz são capazes de transiluminar a raiz o suficiente para obter iluminação intracanal suficiente para trabalhar com confiança e precisão.[40]

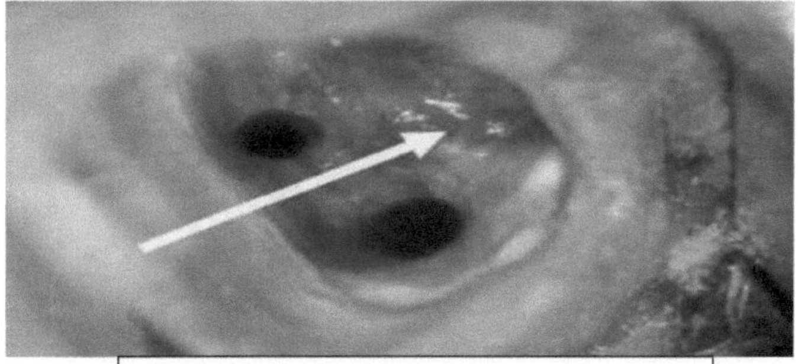

> *Dentes com uma única raiz*

- Uma broca de pescoço de cisne pode ser útil para dentes de raiz única nos quais houve um excesso de dentina reparadora depositada coronalmente. Nestes casos, o microscópio deve ser utilizado para verificar as alterações de cor da dentina. A dentina a ser removida é frequentemente amarela opaca, e é importante manter a broca dentro deste material até que a profundidade correta seja atingida.

- Se a dentina se tornar translúcida ou de cor rosada, o corte deve ser interrompido. A mudança de cor indica um afinamento da dentina, que pode resultar em perfuração. A orientação da broca deve ser verificada através de radiografia, podendo ser necessário tirar várias películas em diferentes ângulos. Se ocorrer uma perfuração da parede do canal radicular, deve tentar-se imediatamente a reparação a partir de uma abordagem interna, utilizando o microscópio.

> ### *Dentes com raízes múltiplas*

- Em dentes multirradiculares, a remoção da dentina sobre a entrada do canal é melhor conseguida com uma unidade de ultra-sons e uma ponta CT4 e UT4. Sob ampliação, os canais mais escuros na raiz da câmara pulpar são traçados com a ponta inactivada do instrumento.

- Nos molares superiores, o ligeiro sulco que vai do canal palatino ao canal mesiovestibular deve ser investigado da forma acima referida, numa tentativa de encontrar o canal radicular mesiopalatino ou MB2.

O sulco corre frequentemente numa ligeira curva, semelhante à cauda de uma vírgula, com a curvatura máxima a situar-se mesialmente a uma linha entre os dois canais principais. Se este canal se aprofundar ligeiramente, o instrumento deve ser ativado e a dentina deve ser removida com uma ação suave de apanha. É importante arrefecer o instrumento e remover os detritos de modo a não impedir a visão. Após alguns segundos de ativação, a área deve ser limpa com um jato de ar suave e examinada primeiro com uma ampliação de 16x e depois de 20x. *Selden* também referiu o papel inestimável do microscópio operatório dentário no tratamento não cirúrgico de canais "calcificados" com uma broca redonda.[43]

-Preparação <u>do sistema de canais radiculares</u>[40]

- Esta fase do tratamento convencional do canal radicular é menos fácil de efetuar com o microscópio, quer se proceda à instrumentação manual ou mecânica. Quando qualquer instrumento é colocado no interior do canal radicular, a visão do operador do canal fica bloqueada.

- O microscópio, no entanto, pode ser uma ajuda na colocação inicial do instrumento no orifício do canal radicular. É difícil ver as aberturas do canal radicular quando a câmara pulpar está cheia de fluido, especialmente se este estiver opaco com detritos e limalhas de dentina.

- Atualmente, é geralmente aceite que a porção coronal do sistema de canais radiculares deve ser preparada inicialmente antes de se avançar para o terço apical.

-Com o microscópio, a forma da preparação na parte coronal de cada canal radicular pode ser examinada e o progresso monitorizado facilmente.

• Os cálculos pulpares fixos na parte reta coronal do canal radicular podem ser removidos por instrumentos, e é relativamente fácil ver restos de tecido mole na parte reta dos canais radiculares.

• À medida que a preparação coronal avança, mais do canal radicular é visto porque mais luz é capaz de entrar no sistema de canais radiculares

Após a preparação, o canal deve ser bem irrigado e o excesso de fluido deve ser removido por aspiração, para que cada canal possa ser examinado, por sua vez, ao microscópio.

Nos canais radiculares rectos, é possível ver todo o comprimento do canal radicular, mas é necessário voltar a focar o microscópio do ápice para o orifício do canal. Isto deve-se ao facto de a profundidade de campo do microscópio com uma ampliação mais elevada ser reduzida. Alguns dos microscópios operatórios modernos têm um controlo de focagem fina, que permite movimentos da lente objetiva sem mover o corpo do microscópio. Isto proporciona uma forma conveniente de examinar todo o canal radicular com um esforço mínimo. Nos casos em que se pretende efetuar uma obturação da extremidade da raiz, é possível visualizar o tecido para além do ápice do canal radicular.

• **<u>Obturação do sistema de canais radiculares</u>**[40]

A obturação só deve ser considerada se os canais radiculares estiverem secos ou puderem ser mantidos secos durante o procedimento de obturação. Se a obturação não for concluída na mesma consulta que a preparação, é importante que todos os vestígios do penso de hidróxido de cálcio sejam removidos do sistema de canais radiculares antes da obturação. Isto pode ser facilmente verificado com o microscópio. Isto é efectuado através de uma irrigação completa combinada com uma nova instrumentação.

Após uma limpeza completa, os canais devem ser secos com pontas de papel esterilizadas. O microscópio deve ser utilizado para confirmar a secagem adequada.

Utilizada em combinação com um selante do canal radicular, a guta percha continua a ser o material de obturação mais amplamente aceite. Uma grande vantagem da guatta percha é o facto de ser termoplástica, tendo sido concebidos muitos métodos de obturação para utilizar esta propriedade. A termoplasticidade melhora a capacidade de criar uma obturação tridimensional que corresponda melhor à forma preparada do canal radicular.

A espessura do selante deve ser mantida ao mínimo, reduzindo assim o risco de defeitos dentro da camada de selante. Pode ser aplicado nas paredes do canal com -

- Um cone de GP mestre

- Ficheiro esterilizado ou

- Uma espiral de lentulo

Qualquer que seja o método escolhido, é importante que a parede seja apenas untada com manteiga para colocar uma camada uniforme e fina de cimento. Esta distribuição do cimento no canal radicular coronal a qualquer curva pode ser verificada com o microscópio com uma ampliação de 16x ou 26x.

Quando a obturação radicular estiver concluída, a câmara pulpar é desobstruída do GP e do selante e é colocado um material de restauração do núcleo. Se for necessário espaço para um pilar, este pode ser feito na mesma consulta, obturando com a técnica de GP seccional. Mais uma vez, o microscópio facilita muito estes procedimentos operatórios.

(III) *ENDODONTIA CIRÚRGICA*

A utilização combinada do microscópio cirúrgico e dos instrumentos ultra-sónicos elevou a cirurgia endodôntica a um novo nível de perfeição. O microscópio e os microinstrumentos, específicos para as necessidades da microcirurgia endodôntica, tornaram a abordagem microcirúrgica uma realidade.

As principais vantagens da abordagem microcirúrgica são:[44]

■ Osteotomias mais pequenas

■ Pouco profundo / sem chanfros para conservar a arquitetura das raízes.

Além disso, uma superfície radicular de ressecção sob iluminação e ampliação elevadas revela facilmente detalhes anatómicos que conduzem a patologias.

Istmo

Barbatanas do canal

Canais laterais

Juntamente com o microscópio, os instrumentos ultra-sónicos permitem preparações conservadoras e coaxiais da raiz (isto é, paralelas ao espaço pulpar em vez de perpendiculares) e retro-obturações precisas, satisfazendo todos os requisitos dos princípios mecânicos e biológicos.[44]

Podem ser utilizadas lupas com ampliações até 3x, mas é mais lógico utilizar um microscópio que proporcione uma iluminação focada e uma ampliação variável até 10 vezes. Para encontrar canais adicionais, para corrigir uma perfuração ou para identificar um istmo na superfície da raiz ressecada, é necessária uma iluminação bem focada e elevada.

CIRURGIA PERIAPICAL COM O MICROSCÓPIO CIRÚRGICO[13]

A cirurgia apical é um procedimento concebido para modificar e curetar o ápice e os tecidos perirradiculares. A maioria dos casos requer a obturação da extremidade da raiz após uma ressecção apical de 3 mm (±).

A. **Preparação pré-cirúrgica**[2]

Antes de iniciar a cirurgia, o procedimento é devidamente explicado ao paciente e os formulários de consentimento são assinados. É efectuada uma revisão do historial médico do doente. B. P, O pulso e a saturação de oxigénio são verificados utilizando um oxímetro de pulso BCI.

Deve ser dada medicação prévia (AINEs), uma vez que estes diminuem a dor e o inchaço pós-operatórios.

O gluconato de clorexidina 2% é utilizado como um pré-operatório de dois minutos para reduzir a flora oral.

A pele perioral é limpa com betadine ou iodo para remover as bactérias da pele, que podem contaminar o local da cirurgia.

B. **Equipamento e instrumentos cirúrgicos** [38]

Uma organização meticulosa e uma seleção cuidadosa do equipamento e dos instrumentos permitem uma sequência cirúrgica sem problemas e um resultado bem sucedido. O microscópio cirúrgico, as unidades de ultra-sons e as peças de mão, bem como as brocas e os instrumentos microcirúrgicos necessários, devem estar convenientemente posicionados antes de iniciar os procedimentos cirúrgicos. Os instrumentos utilizados nos procedimentos microcirúrgicos são:

(1) *Instrumentos de exame*

Os instrumentos de exame incluem o espelho, a sonda periodontal, o explorador e o microexplorador. O espelho dentário, a sonda periodontal e o explorador endodôntico são instrumentos padrão na prática endodôntica. Apenas o microexplorador foi especificamente concebido para a microcirurgia. Tem uma ponta de 2 mm dobrada a 90 graus numa extremidade e a 130 graus na outra. A ponta curta torna-o particularmente fácil de manobrar dentro da pequena cripta óssea. Este instrumento é extremamente útil para procurar o local exato de uma fuga na superfície da raiz ressecada e para distinguir uma linha de fratura ou canal de uma linha de fissura insignificante.

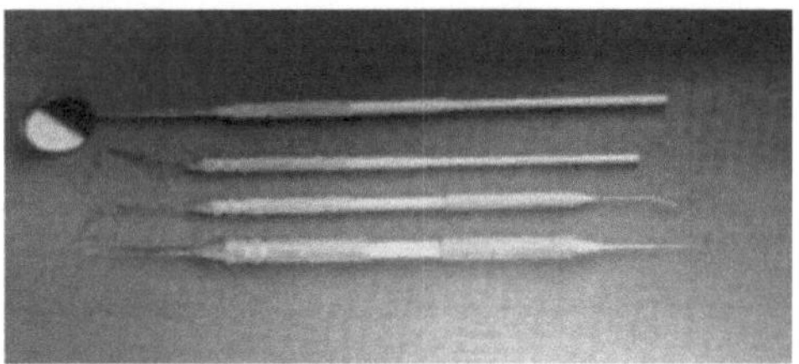

(2) *Instrumento de incisão e elevação*

Os instrumentos utilizados para incisão e elevação incluem uma lâmina 15C e um cabo e elevadores de tecidos moles ou periósteos. A lâmina de bisturi ideal para a microcirurgia é uma lâmina 15C, que é suficientemente pequena para manusear a papila interproximal, mas suficientemente grande para fazer uma incisão vertical de libertação num só golpe. As micro-lâminas são úteis quando os espaços interproximais são muito apertados. Os elevadores de tecidos moles são concebidos para elevar a gengiva e o tecido do osso cortical subjacente com o mínimo de trauma para o tecido.

(3) *Instrumentos de Curetagem*

Os instrumentos de curetagem incluem um raspador minijacquette 34/35, um Columbia 13-14 e curetas minimolten e miniendodônticas. A curetagem geralmente não é um procedimento microcirúrgico porque qualquer cureta periodontal pode ser usada para esse fim. A exceção é a curetagem da parede lingual ou do ligamento periodontal, que requer curetas miniaturizadas. As minijaquetas e as curetas miniendodônticas foram concebidas especialmente para este fim.

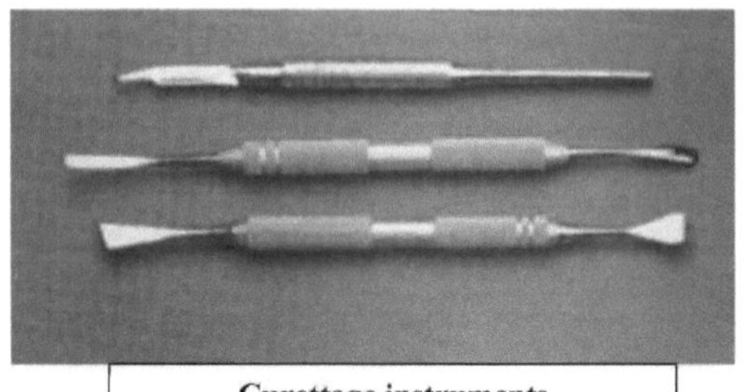

Curettage instruments

(4) *Instrumentos de inspeção*

Os microespelhos estão disponíveis em muitas formas diferentes, mas as duas formas que se revelaram mais úteis são a redonda e a retangular. Uma caraterística importante do pescoço do espelho é a flexibilidade. Sem a capacidade de dobrar o pescoço do microespelho para acomodar o ângulo, a superfície da raiz ressecada não poderia ser vista clara ou completamente.

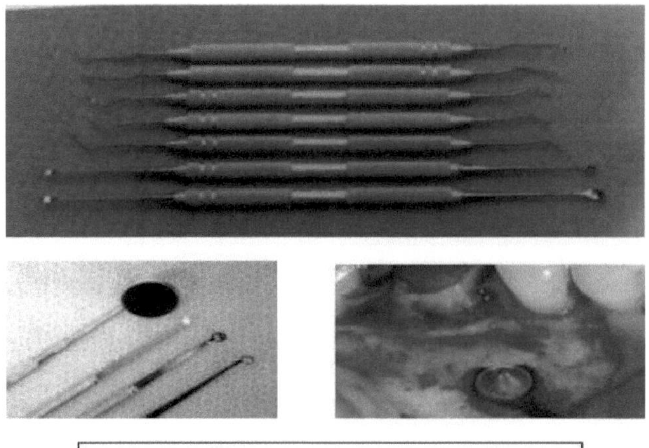

Inspection instrument's and micromirrors

(5) *Retrofit de instrumentos de transporte e de obturação*

-São utilizados dois tipos de suportes, cada um com uma esfera de 0,5 mm de diâmetro numa extremidade e uma lâmina de 1 mm de largura na outra. Um tem

92

uma lâmina alinhada com o cabo e o outro tem uma lâmina deslocada a 45 graus.

-A superfície plana foi concebida para transportar o material de retroenchimento para a retropreparação e a extremidade esférica foi concebida para embalar o material na preparação.

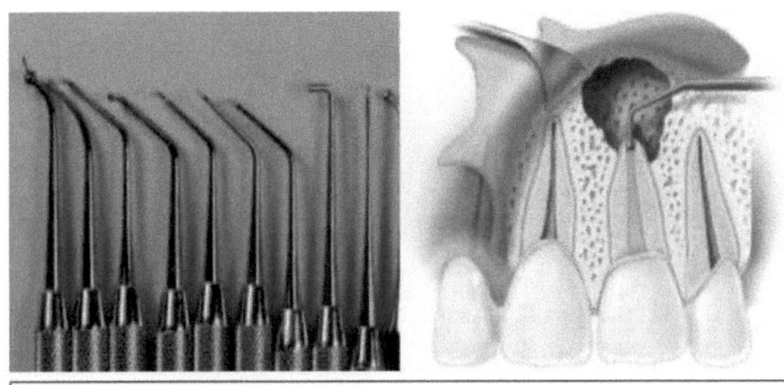

-São utilizados seis tipos de microconectores, todos com pontas esféricas de 0,2 a 0,5 mm de diâmetro numa das extremidades. Dois dos instrumentos têm uma ponta de 90 graus e uma ponta de 65 graus com um cabo reto.

-Duas pontas de microplugger anguladas estão deslocadas 65 graus, uma à esquerda e outra à direita para cirurgias de molares esquerdos e direitos. Todas as pontas de microplugger têm 3 mm de comprimento e 0,2 ou 0,5 mm de diâmetro.

(6) *Instrumentos diversos*

São utilizados vários instrumentos diversos na microcirurgia endodôntica. Um polidor de bola grande e uma lima de osso são utilizados para alisar a superfície do osso e da raiz, para moldar material de aumento ósseo, como o sulfato de cálcio. Um minirongeur é utilizado para remover o tecido de granulação de uma lesão. Os bicos destes rongeurs são miniaturizados para se adaptarem às áreas de difícil acesso no interior da cripta óssea.

(7) *Instrumentos de osteotomia*

A peça de mão Impact Air 45 foi concebida para direcionar a água para a superfície de corte, canalizando-a ao longo da superfície da broca, enquanto o ar é ejectado pela parte de trás da peça de mão. Isto reduz a possibilidade de enfisema e piemia e cria menos salpicos do que uma peça de mão convencional. A cabeça angular de 45 graus da peça de cabeça facilita o trabalho em áreas de difícil acesso. A broca de corte de osso H 161 Lindemann tem menos caneluras do que as brocas convencionais, resultando em menos entupimento e calor de fricção e num corte mais eficiente.

(8) *Instrumentos de sutura*

A tesoura Laschal, ou qualquer tesoura de bico pequeno, e o porta-agulhas Castroviejo são utilizados para manusear suturas sintéticas 5-0 ou 6-0. Estes dois instrumentos são recomendados porque as tesouras normais de bico grande não cortam suficientemente bem e são demasiado grandes num ambiente microcirúrgico. Outros suportes de agulhas também são demasiado grandes para a microcirurgia. O porta-agulhas Castroviejo, mais pequeno e delicado, pode exigir algum ajuste no início, mas recompensará o cirurgião com maior facilidade em suturas delicadas e difíceis.

Antes do advento da microcirurgia, as suturas de seda 4-0 eram o padrão para a cirurgia endodôntica, mas elas não são mais recomendadas. Uma vez que as suturas de seda são entrançadas e espessas, a placa bacteriana, os restos de comida e as bactérias acumulam-se facilmente sobre elas, resultando numa inflamação secundária no local da sutura. Para evitar esta inflamação e a cicatrização retardada associada, são atualmente utilizadas suturas monofilamentares 5-0 e 6-0 de nylon ou polipropileno. Do mesmo modo, recomenda-se a utilização de agulhas de sutura com uma secção transversal triangular para facilitar a penetração no tecido e com curvaturas de ½ e 3/8.

(9) *Instrumentos de retração de tecidos*

Os novos retractores desenvolvidos para microcirurgia eliminam muitas deficiências dos retractores anteriores. Os retractores Kim / Pecora (KP) 1, 2 e 3 têm bocas mais largas do que os retractores convencionais (15 mm em comparação com 10 mm) e são 0,5 mm mais finos. As suas extremidades serrilhadas fixam os retractores de forma segura ao osso. O retractor KP4 é um retractor pequeno, para todos os fins, com as mesmas caraterísticas que os outros, mas com a largura padrão de 10 mm.

As pontas do retractor KP são modeladas nas concavidades e convexidades da placa óssea cortical. É difícil utilizar um retractor endodôntico numa superfície óssea convexa ou plana. O contacto com o osso é limitado a áreas muito pequenas, em contraste; o retractor KP1 adapta-se ao contorno convexo do osso. A superfície de contacto limitada é também um problema quando se utiliza um retractor endodôntico na região anterior da mandíbula devido à convexidade do osso e à forma da ponta do retractor. O retractor KP2 foi concebido para ser utilizado com os contornos ósseos convexos do osso anterior mandibular. O contacto total da ponta do retractor com o osso proporciona uma fixação segura e estável, eliminando o deslizamento repentino ou rastejante que resulta em tecido traumatizado, inchaço e cicatrização dolorosa. Também elimina a interferência e a interrupção durante a cirurgia e a fadiga do assistente. Existem muitos retractores disponíveis no mercado dentário, mas apenas os retractores KP foram concebidos especialmente para a cirurgia endodôntica: os outros tipos não proporcionam uma fixação de origem durante a retração do retalho.

Para além destes elementos do tabuleiro, os seguintes equipamentos e instrumentos são essenciais para a microcirurgia.

- *Irrigador / secador Stropko:*

• Este dispositivo simples, mas muito útil, adapta-se a uma seringa normal de ar/água e utiliza micropontas sem corte de 0,5 mm de diâmetro. É fácil de utilizar e altamente eficaz para irrigar e secar as retropreparações.

• Substitui a utilização de pontas de papel para secar a preparação, o que é fastidioso e demorado e não permite ter a certeza de que a preparação está completamente seca.

- *Unidades e pontas de ultra-sons:*

• As unidades ultra-sónicas criam vibrações na gama de 30 a 40 kHz, excitando cristais piezoeléctricos de quartzo ou cerâmica na peça de mão. A energia criada é transportada para a ponta ultra-sónica, produzindo vibrações para a frente e para trás num único plano.

• A irrigação contínua ao longo da ponta de corte arrefece a superfície e maximiza o desbridamento e a limpeza. As três unidades ultra-sónicas mais utilizadas são a EMS Miniendo (Analytic Endo), a Spartan (Spartan / Obtura) e a P-5 (Satelec).

• As pontas cirúrgicas ultra-sónicas, inicialmente concebidas pelo Dr. Gary Carr, são conhecidas como pontas Carr, ou CTs. Têm ¼ mm de diâmetro, cerca de 1/10 do tamanho de uma peça de mão de micro cabeça convencional.

• A CT 1 e a CT 5 têm o mesmo desenho, exceto que a CT 5 é mais pontiaguda. A ponta em forma de gancho, conhecida como back action ou ponta CK, é muito eficaz para limpar a parede bucal de um canal.

• As pontas CT 1 e CT 5 são utilizadas principalmente para dentes anteriores maxilares e mandibulares. As CT2 e CT3 têm um ângulo duplo para facilitar o trabalho em dentes posteriores.

• As CTs são feitas de aço inoxidável e não foram alteradas desde a sua introdução, há mais de uma década. No entanto, os cirurgiões estão agora familiarizados com a retropreparação ultra-sónica e querem pontas melhoradas, tais como melhores pontas de corte e pontas com uma porta de irrigação mais eficiente. Em 1999, a Spartan / Obtura introduziu um novo tipo de ponta ultra-sónica.[45]

A ponta ultra-sónica Kim surgical (KiS) é a próxima geração de pontas microcirúrgicas. É revestida com nitreto de zircónio e tem uma porta de irrigação perto da ponta em vez de no eixo (como acontece com as CT). Estas pontas avançadas cortam de forma mais rápida e suave e causam menos microfracturas devido ao melhor posicionamento da porta de irrigação.

-A *ponta KiS 1,* que tem um ângulo de 80 graus e 0,24 mm de diâmetro, foi concebida para dentes anteriores e pré-molares mandibulares.

-A *ponta KiS 2* tem um diâmetro mais largo e foi concebida para dentes com ápices mais largos (por exemplo, maxilares anteriores).

-A *ponta KiS 3* foi concebida para dentes posteriores difíceis de alcançar. Tem uma dobra dupla e uma ponta com um ângulo de 75 graus para utilização no lado esquerdo do maxilar ou no lado direito da mandíbula.

-O *KiS 4* é semelhante, exceto que o ângulo da ponta é de 110 graus, para alcançar o ápice lingual das raízes dos molares.

-A ponta *KiS 5* é a contrapartida da KiS 3 para o lado direito do maxilar e para o lado esquerdo da mandíbula.

-A *ponta KiS 6* é a contrapartida da ponta KiS 4.

C.   Gestão de tecidos moles

A zona cirúrgica é anestesiada com lidocaína a 2% com epinefrina 1:50.000 através da técnica "Piggy back" ou de dupla entrada. Depois de confirmada a anestesia profunda, o doente é coberto com uma bata, com os olhos protegidos por um vidro ou um campo ocular. O microscópio não é geralmente utilizado para a colocação das incisões e a refecção do retalho.[46]

Dependendo do tamanho e do local da lesão, as incisões verticais e horizontais são efectuadas em 2 tempos. As lâminas de bisturi microcirúrgico CK 1-5 (EIE) curvadas para se adaptarem ao contorno cervical do dente são extremamente úteis para preservar o revestimento epitelial sulcular e minimizar os danos nas fibras gengivais ligadas à raiz ao efetuar a incisão interproximal na área do colo.

A elevação do retalho de espessura total é efectuada através de uma elevação minada. A elevação é iniciada a partir da incisão de libertação vertical, utilizando um Mot afiado ou uma Cureta Ruddle 30° .

D.   Gestão de tecidos duros

Depois de o retalho ser refletido atraumaticamente e de se obter o acesso visual e manual, inicia-se o acesso ósseo.

▶ *Identificação do vértice*[28]

A localização da lesão pode não ser óbvia se a placa vestibular não tiver sido perfurada pela lesão de tecido mole. Um pequeno material radiopaco (folha de alumínio, G.P.) pode ser colocado no local provável da osteotomia e uma radiografia pode ser tirada para verificar a localização do ápice em relação ao material radiopaco. Não é possível distinguir facilmente o osso do ápice da raiz numa pequena abertura feita com uma broca sem algum auxílio visual.

O osso é macio e a raiz é dura quando sondada com um explorador; o osso é branco e a raiz é amarelada. Estas distinções são claramente visíveis numa ampliação de 10x a 16x com o microscópio. Para além disso, a coloração do pequeno local da osteotomia perto do ápice com uma microponta embebida em azul de metileno identifica claramente o ápice da raiz ao colorir preferencialmente o ligamento periodontal à volta da raiz. A vantagem de utilizar um microscópio nesta situação é clara: a identificação precoce do ápice mantém o tamanho da osteotomia e, por conseguinte, a remoção de osso saudável a um nível mínimo.

▶ *Tamanho da osteotomia*

A osteotomia deve ser tão pequena quanto possível, mas tão grande quanto necessário. A patologia e a conveniência são os dois factores que determinam a remoção óssea para atingir o periápice.[1]

Na cirurgia endodôntica convencional, a única razão para uma osteotomia grande era o facto de os instrumentos padrão serem grandes (por exemplo, peça de mão direita ou micro peça de mão). Para acomodar esses instrumentos grandes, o tamanho da osteotomia tinha de ser grande para ressecar, retropreparar e retropreencher o ápice. Frequentemente, este grande tamanho da osteotomia causa a destruição da placa vestibular, resultando em comunicação periodontico-endodôntica. Além disso, osteotomias grandes causam uma cicatrização mais lenta e incompleta, com mais complicações.

Com o método microcirúrgico, o tamanho da osteotomia pode ser inferior a 5 mm, desde que não exista uma patologia alargada, em comparação com uma osteotomia de 10 mm necessária no método convencional, mesmo quando não existem patologias.

Sob uma ampliação de 10x a 20x do microscópio, mesmo uma osteotomia pequena parece grande. Este campo ampliado e otimamente iluminado permite ao médico fazer uma osteotomia pequena. Esta é uma das verdadeiras vantagens da utilização do microscópio na cirurgia endodôntica.

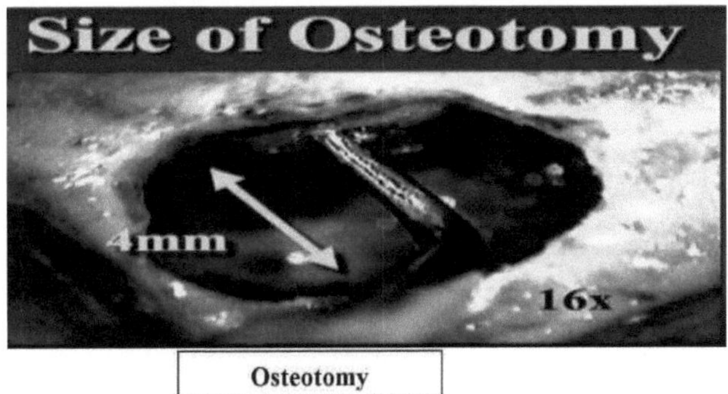

A osteotomia é efectuada sob uma pequena ampliação de 2,5x a 8 x com uma fresa de osso H 161 Lindemann (Brasseler) numa peça de mão Air 45 de impacto (EIE).

▶ *Curetagem-*

Uma vez efectuado o acesso ósseo adequado, a lesão é curetada minuciosamente e numa só peça, sempre que possível, e enviada para exame histológico.

A lesão deve ser removida com escavadores de colher afiados, como a cureta Columbia 13-14 ou o escalpador Jacquette 34/35. Todos os restos da lesão devem ser removidos juntamente com o tecido de granulação com a ajuda de instrumentos endosónicos.

O microscópio ajuda na curetagem selectiva em áreas onde estruturas anatómicas importantes (pavimento do nariz, seio maxilar) ou feixes neurovasculares (nervo mental ou mandibular) se encontram na proximidade da lesão, sob ampliação média entre 10x e 16x.

Após a curetagem completa, deve ser efectuada a hemostase. A hemostase é necessária para obter um campo seco, o que permite uma boa visualização e um ambiente ideal para a colocação de um material de preenchimento retrógrado. Vários hemostáticos tópicos disponíveis são agentes vasoconstritores, por exemplo: Trombina, Gelfoam, Surgicel, etc.

Inspeção da raiz[28]

Uma vez estabelecida a hemostase na cripta óssea, é efectuado um exame minucioso da raiz com uma ampliação de 12x a 25x. Um exame correto pode revelar possíveis causas de insucesso:

- Múltiplos portais apicais de saída

- Raízes adicionais não vistas nas radiografias

- Materiais de enchimento extrudidos ou corpos estranhos

- Fracturas da raiz apical ou

- Portais acessórios de saída na superfície lateral da raiz.

Após uma inspeção adequada, é realizada uma apicoectomia de 90° resultando num ângulo de bisel de 0° ou próximo de 0° com uma broca de fissura cónica 170L na peça de mão Impact air 45.

▶ _Inspeção da superfície radicular ressecada e importância da angulação do bisel.[28]_

Uma das vantagens mais importantes da utilização do microscópio na cirurgia endodôntica é a inspeção da superfície radicular ressecada.

Tudo o que foi aprendido desde a utilização do microscópio e a inspeção da superfície radicular ressecada é profundo e tem um efeito significativo na forma como a preparação apical é abordada. Mesmo com uma grande ampliação do microscópio, por vezes as estruturas anatómicas não podem ser claramente distinguidas dos artefactos. Frequentemente, a coloração da superfície radicular ressecada com azul de metileno é necessária para realçar essas estruturas e diferenciá-las.

As estruturas frequentemente observadas sob a ampliação de 20x a 25x com a ajuda de espelhos retrovisores são:[27]

- Istmos[24]

- Canais acessórios

- Barbatanas do canal

- Microfracturas apicais

- Canal com fugas e selo G. P. Seal

- Canais em forma de C

- Retropreenchimentos antigos de amálgama deslocados.

O microscópio também ajuda na identificação da causa do insucesso endodôntico. As causas mais frequentes são:

- Canais perdidos, por exemplo, um bisel incompleto deixa o canal mesio lingual (ML) inacessível e não selado nos molares inferiores.

- Obturação deficiente do canal.

- Microfracturas.

Os fracassos mais comuns da cirurgia endodôntica convencional podem ser atribuídos a:

- Retropreenchimentos de amálgama mal colocados

- Microfracturas apicais com retropreenchimentos de amálgama

- Perfurações linguais de ápices radiculares posicionados lingualmente.

O denominador comum subjacente à maioria destes insucessos na endodontia e na cirurgia endodôntica é a microinfiltração. O microscópio e as técnicas microcirúrgicas permitem a identificação e o tratamento de todo o sistema de canais radiculares de forma previsível e precisa.

Ângulo do bisel

O único objetivo do bisel é permitir que o cirurgião visualize o ápice, para que este possa ser identificado e retropreparado. No passado, era sugerido um ângulo de bisel de 45° . Um estudo efectuado por *Gilheany e colegas* encontrou uma correlação positiva entre o aumento dos ângulos do bisel e o aumento da fuga apical.

Depois de rever a literatura sobre a anatomia dos túbulos dentários, parece claro que, ao aumentar a inclinação do corte em relação ao plano horizontal, o número de túbulos dentários expostos aumenta.

Partindo do princípio que os túbulos dentinários formam uma via entre o lúmen do canal radicular e a região periapical, se o primeiro permanecer contaminado com bactérias, a probabilidade de a infeção se propagar para fora do canal é elevada.

Assim, o melhor é não ter ângulo de bisel. A combinação de microscópio, pontas ultra-sónicas e microespelhos permite que o ápice seja preparado praticamente sem bisel.

▶ Preparação *retroactiva* [12,57,60,67]

A definição de uma retropreparação ideal é "Uma preparação de classe I com pelo menos 3 mm de profundidade na dentina radicular, com a parede paralela e coincidente com o contorno anatómico do espaço pulpar".

Carr afirmou que um preparo radicular ideal deve ser colocado de forma a que o seu contorno seja paralelo e coincidente com a configuração anatómica do espaço pulpar.

Enumerou os seguintes requisitos para atingir estes objectivos:

- Os 3 mm apicais da raiz são limpos e modelados.
- A preparação é paralela ao contorno anatómico do espaço pulpar.
- Existe um formulário de retenção adequado.
- Todo o tecido do istmo é removido.
- A parede dentária remanescente não estava enfraquecida.

▶ *Retropreparação convencional*

A técnica tradicional de retropreparação com peça de mão utiliza brocas rotativas contra-ângulo em miniatura ou uma peça de mão reta.

Ambos os dispositivos são prejudicados pelo acesso limitado que a cirurgia apical proporciona. As principais deficiências destas abordagens convencionais são.

1.   Não colocação da retropreparação ao longo do eixo longitudinal. Além disso, a preparação seria feita apenas a cerca de 1-2 mm do ápice, o que não é suficientemente profundo para garantir um selamento correto.

2.   A retropreparação carece de uma forma de retenção suficiente.

3.   A retropreparação carece de uma extensão correta (vestibular-lingual) para assegurar um selamento adequado.

4.   A repreparação não inclui as áreas do istmo. A falta de preparação e selagem das áreas de istmo convida ao fracasso.

5.   A retropreparação enfraquece a dentina apical delicada devido a um alargamento excessivo desnecessário.

▶ *Retropreparação por ultra-sons*

A técnica de preparação ultra-sónica da extremidade radicular foi desenvolvida para abordar e resolver as principais inadequações das retropreparações convencionais com broca. Devido ao tamanho muito reduzido da ponta ultra-sónica, esta é facilmente colocada na cripta e ao longo do eixo da raiz, mesmo em áreas inacessíveis.

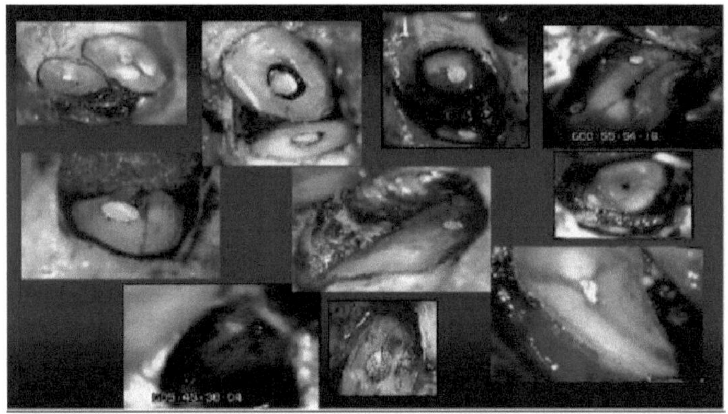

Vantagens das retropreparações por ultra-sons

1.   Uma vez que as pontas ultra-sónicas são muito pequenas, o acesso ósseo necessário é muito menor do que o acesso por broca rotativa.

2.   A preparação pode ser facilmente colocada ao longo do eixo do canal, com a ajuda de pontas especialmente concebidas para a preparação da extremidade da raiz.

3.   Com a ajuda do microscópio cirúrgico,

•   Canais estreitos do istmo

•   Canais em forma de C

•   Raízes fundidas com canais confluentes.

•   Os canais linguais inacessíveis podem ser, não só limpos e modelados corretamente, mas também preparado 3 mm abaixo da verdadeira inclinação axial.

4.   No retropreparo ultra-sónico, a ressecção da raiz pode ser perpendicular ao longo eixo, com o mínimo ou nenhum bisel; assim, colocando o preparo dentro dos limites da raiz, longe da parede lingual. Isto conserva a estrutura da raiz, diminui a possibilidade de perfuração da raiz e diminui a área de superfície e o perímetro do material de retropreparação.

Mehlhaff, Marshall e Baumgartner[47] compararam o preparo ultrassónico e o preparo com broca de alta velocidade usando dentes bilateralmente iguais. Os resultados do estudo mostraram que:

- A profundidade da preparação ultra-sónica da extremidade da raiz foi significativamente maior nas dimensões buco-lingual e mesio-distal.

- Um ângulo de bisel significativamente maior foi associado à preparação da broca.

- Todas as preparações radiculares com brocas foram efectuadas num ângulo agudo em relação ao longo eixo do dente.

- O tamanho da cripta óssea foi maior nas preparações com broca.

Um estudo SEM realizado por *Gorman, Steiman e Gartner*[23] comparou preparações com instrumentação ultra-sónica isolada, ou em combinação com preparação com broca rotativa, com preparações preparadas apenas com broca rotativa. Os espécimes foram avaliados quanto à presença de detritos, camada de esfregaço e lisura e uniformidade das preparações. As cavidades preparadas com o ultrassom, quer isoladamente quer em combinação com instrumentos rotativos, mostraram a presença de uma camada de esfregaço significativamente menor em comparação com as preparadas apenas com brocas. Não se registaram diferenças significativas entre as técnicas, na lisura ou uniformidade das preparações.

Noutro estudo *de Engle e Steiman*, os espécimes foram avaliados quanto ao tamanho da preparação, ao desbridamento da preparação e ao tempo necessário para a preparação. Verificou-se que a preparação com o dispositivo ultrassónico era significativamente mais pequena do que as outras técnicas avaliadas.

As técnicas tradicionais e combinadas resultaram num maior desbridamento nas condições do estudo, e apenas a técnica combinada demonstrou um aumento no tempo necessário para a preparação. A instrumentação ultra-sónica pode proporcionar vantagens significativas no tratamento de raízes profundamente caneladas quando um istmo está presente, reduzindo o risco de perfuração.

Noutro estudo realizado por *Weller, Niemczyk e Kim,*[30] foram examinadas as raízes mesiovestibulares de 50 primeiros molares superiores selecionados aleatoriamente para avaliar a incidência e a posição do istmo do canal. 60% tinham 2 canais e a incidência de istmo foi maior no nível apical de 3 a 5 mm. Nos dentes que tinham 2 canais, e secções de 4mm continham um istmo completo ou parcial em 100% das vezes.

Assim, a ajuda do microscópio na identificação e preparação do istmo com ultra-sons é inestimável.

▶ *Técnica de retropreparação por ultra-sons.*

Após a ressecção da extremidade da raiz, a remoção correta da lesão e a hemostase da cripta, a raiz biselada é examinada ao microscópio com ampliações entre 20x e 32x. A coloração com azul de metileno pode ser uma ajuda valiosa na localização do istmo em dentes multirradiculares.

É planeado um desenho adequado da cavidade; toda a extensão da preparação é raspada na dentina à mão, utilizando exploradores retrógrados especificamente concebidos para este fim.

Depois de gravar um sulco pouco profundo na dentina, é activada uma ponta de ultra-sons CT-5 para aprofundar ligeiramente o sulco gravado à mão. A ação da ponta é semelhante a uma pena, semelhante à escovagem.

Depois de o sulco ter sido aprofundado até ao ponto em que a ponta ultra-sónica se desloca para trás e para a frente no sulco sem necessidade de ajuda visual, a ponta é novamente activada, desta vez com água, e é movida para trás e para a frente rapidamente sem aplicar qualquer força descendente percetível. A raiz e a preparação ultra-sónicas são movimentos quase passivos, ao contrário das preparações tipo broca, que requerem uma pressão significativa.

Deve ter-se o cuidado de fazer uma irrigação abundante durante a preparação ultra-sónica da extremidade radicular para evitar a acumulação de calor à volta da ponta. A unidade deve ser activada na sua potência mais baixa.

Com a ajuda do microscópio, se for corretamente executada, a técnica ultra-sónica produz uma preparação lisa e maquinada a 3 mm no sentido longitudinal que satisfaz todos os principais requisitos para uma retropreparação ideal.

Foram comercializadas pontas especialmente concebidas para a preparação da extremidade da raiz durante a cirurgia periapical (EIE) e está disponível uma grande variedade de desenhos de pontas que facilitam a preparação em todas as áreas do mês.

Após a conclusão da preparação periapical, esta é limpa e examinada para verificar se está completa. Utilizando o irrigador cirúrgico Stropko, a preparação é lavada com soro fisiológico ou ácido cítrico e seca com uma ligeira corrente de ar.

Em seguida, sob visão ampliada, com a ajuda de espelhos retrovisores, a preparação deve ser cuidadosamente examinada para detetar fissuras no cimento, fissuras no canal, fissuras intradentinárias e microfracturas, que são possíveis se for utilizada uma configuração de frequência mais elevada.

Retro|illing [4849]

Após a retropreparação ter sido seca e inspeccionada, o material de retropreenchimento é colocado. O IRM ou EBA é misturado até obter uma consistência argilosa, moldado num cone estreito e fixado na extremidade da colher ou do escultor Hollenbeck.[50]

Em seguida, sob uma ampliação de 16x a 20x, o material pode ser introduzido na retropreparação com precisão. Em seguida, é compactado com condensadores microcirúrgicos. O material é sobrecompactado na superfície da raiz e deixa-se assentar. O procedimento de colocação e condensação deve ser efectuado em campo seco.

Depois de terminada a fixação, pode utilizar-se um escultor discoide afiado para esculpir o excesso ou uma broca de acabamento composta com 30 caneluras para polir o material de retropreenchimento. Após o acabamento, o retropreenchimento é novamente examinado sob visão ampliada com espelhos retrovisores para verificar se está completo e se tem integridade marginal.

> ▶ *Fecho da ferida[28]*

Após a conclusão da cirurgia, o retalho é reaproximado e comprimido durante alguns minutos, seguindo-se a sutura. Uma caraterística importante dos instrumentos microcirúrgicos é a sua capacidade de criar incisões limpas para preparar a ferida para a cicatrização por intenção primária. A ampliação entre 10x e 16x permite uma fácil identificação dos bordos irregulares da ferida para aparar e refrescar. Para permitir o fecho da ferida, são necessárias micro-suturas de 6-0 a 9-0 (aproximadamente metade do tamanho do cabelo humano) para aproximar os bordos da ferida.

As suturas microcirúrgicas absorvíveis habitualmente utilizadas incluem colagénio 8-0, ácido poliglicólico 8-0 (Dexon), 8-0;9-0 e poliglactina 10-0 9-0 (Vicryl). As suturas não absorvíveis disponíveis são seda 8-0, 9-0. 9-0, 10-0 nylon, 9-0, 10-0 polipropileno (Prolene).

As agulhas estão disponíveis em várias configurações e tamanhos (14 a 30 μm) e a seleção baseia-se no tipo de tecidos a reparar. A aposição microcirúrgica da ferida minimiza as lacunas ou os espaços vazios nos bordos da ferida, o que favorece uma cicatrização rápida com menos inflamação pós-operatória e menos dor.

D. <u>GESTÃO MICROSCÓPICA DE ERROS PROCESSUAIS</u>[17 >51]

Os acidentes processuais iatrogénicos em endodontia incluem

*   Perfurações da coroa ou da raiz
*   Instrumentos separados
*   Canais com enchimento excessivo ou insuficiente
*   Perda de permeabilidade devido à formação de rebordos, etc.

À medida que são feitos avanços nos procedimentos dentários, as ferramentas e técnicas utilizadas para corrigir os inevitáveis erros processuais também devem ser avançadas. A utilização do microscópio cirúrgico para este fim é uma vantagem adicional na medicina dentária atual, especialmente na reparação de perfurações e na recuperação de instrumentos separados/pontas de prata.

A) ***Perfurações***:

A principal complicação que surge das perfurações é o potencial para o envolvimento periodontal inflamatório secundário e a perda de ligação, eventualmente causando a perda do dente. As perfurações subgengivais e da raiz média são duas áreas em que o microscópio tem muitas vantagens no tratamento destes defeitos.

♦ *Prevenção*

A utilização do microscópio durante a preparação do acesso pode facilmente evitar perfurações iatrogénicas, em casos difíceis.

♦ *Diagnóstico de perfuração*

O diagnóstico das perfurações é de extrema importância e deve ser efectuado no momento do acidente.

A ajuda do microscópio é preciosa para localizar estas pequenas aberturas. O aumento da ampliação e a fonte de luz dupla melhoram a visualização e localizam com precisão a área exacta da perfuração.

Uma vez localizada a perfuração com o microscópio, a avaliação do grau de imagem pode ser determinada com muito mais pormenor. A hemostase deve ser obtida com irrigação salina, pressão, agentes hemostáticos ou pontos de papel seco.

A exploração delicada do instrumento ao longo dos limites do defeito, sem causar danos adicionais no local, pode agora ser efectuada com precisão, o que ajuda a determinar o curso ideal do tratamento.

♦ *Reparação não cirúrgica*

As perfurações do pavimento da câmara pulpar, do terço coronal e do terço médio da raiz podem ser preenchidas de forma não cirúrgica se houver acesso através da câmara pulpar. É necessário ter cuidado para evitar a extrusão inadvertida e o enchimento excessivo destas reparações. Isto pode resultar em danos irreversíveis no aparelho de fixação devido à irritação física, mesmo que seja utilizado um material biocompatível para reparar a perfuração.

Vários materiais de reparação não cirúrgicos comuns utilizados, tais como amálgama, cavit, Gutta-Percha, ZnoE e hidróxido de cálcio, revelaram um grau de sucesso variável. Também deve ser dada atenção ao problema da extrusão dos materiais. Por conseguinte, o conceito de matriz interna proposto por *Lemon* é amplamente utilizado e aceite atualmente.

O conceito de matriz interna em conjunto com o microscópio é uma técnica eficiente e eficaz para o tratamento não cirúrgico de perfurações acessíveis de diâmetro igual ou superior a 1 mm. Esta técnica envolve a colocação de material biocompatível e estéril, como osso liofilizado, osso desmineralizado, CaS04 e colagénio reabsorvível (collatape Colla-Tec, Inc, Plainsboro, NJ), no local da perfuração para controlar a hemorragia e evitar enchimentos excessivos. Posteriormente, é colocado um material de restauração biocompatível não reabsorvível, como GIC, amálgama, super EBA, MTA e Geristore, para selar hermeticamente o defeito.

• A colocação precisa do material da matriz, para proporcionar hemostasia e contra o qual se condensar, é maximizada com microinstrumentos endodônticos e o microscópio.

• São utilizados pequenos êmbolos para comprimir o material no defeito exatamente ao nível da superfície da cavidade radicular através da visualização melhorada do microscópio.

• A colocação do material de restauração sobre o local da perfuração é então concluída com a ajuda de uma ampliação.

+Instrumentos separados / Pontos de prata:

O endodontista precisa de ter a capacidade de recuperar pontas de prata, postes e instrumentos partidos, partidos por ele ou por outra pessoa. O microscópio, juntamente com a endosónica e a máxima paciência, podem tornar o sucesso da recuperação uma realidade.

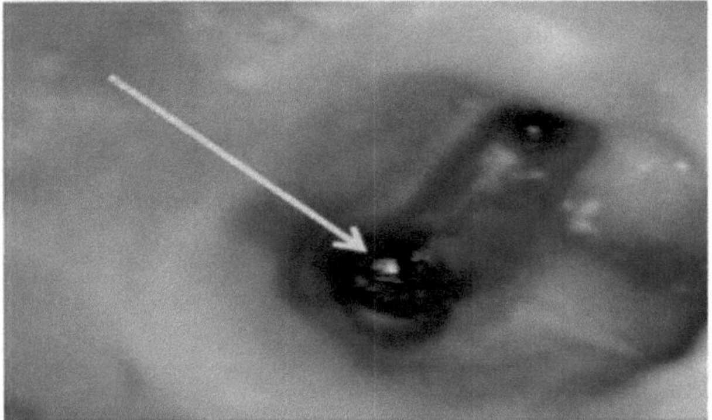

+*Técnicas* de recuperação 5[17,52,6]

O primeiro passo sempre que um instrumento desarticulado ocorre no canal, é a localização do instrumento separado através da exposição de uma radiografia. De seguida, o remanescente separado deve ser localizado com a ajuda do microscópio. O microscópio fornece uma fonte de luz inestimável que pode iluminar o campo de visão com a ampliação do microscópio de 4x a 32x, é possível visualizar com precisão os aspectos internos do canal radicular, o que ajuda a visualizar o instrumento ao longo da parede dentinária.

Depois de a obstrução ter sido localizada, é imperativo verificar a mobilidade do instrumento. Os instrumentos soltos são mais fáceis de retirar do que os instrumentos encravados. A localização exacta do instrumento no terço coronal, médio ou apical é da maior importância.

a) Instrumento no terço coronal do canal radicular.

I. Fragmento solto

II. Fragmento em cunha.

111

i) *Fragmento f solto no terço coronal:*

O microscópio deve ser implementado para visualizar e tratar a lima na interface da dentina. As limas k pequenas são colocadas com precisão entre o instrumento e a parede dentária para contornar o obstáculo. O desvio ajuda a criar espaço extra à volta do fragmento. Uma vez conseguido isto, podem ser efectuadas várias técnicas para recuperar o instrumento.

- R. C (Premiere Dental Product, Norristown, PA) pode ser utilizado juntamente com hipoclorito de sódio para produzir efervescência ou efeito borbulhante para fazer flutuar o instrumento diretamente para fora do canal.

- Uma visão ampliada precisa com a ajuda do microscópio pode melhorar a captura da lima com a ajuda de pinças de microagulhas ou hemostáticas e a sua extração do canal radicular.

- Uma única lima Hedstrom, sob visão ampliada, pode ser colocada com precisão ao longo de um lado do instrumento e, utilizando um movimento de limagem de raspagem, a lima pode ser removida pelas ranhuras da lima Hedstrom.

- Sob uma visão ampliada, várias limas Hedstrom também podem ser inseridas ao lado do instrumento desviado e torcidas para agarrar o fragmento. Toda a unidade de limas e o fragmento separado podem então ser retirados com uma pinça hemostática.

ii) *Fragmento em cunha no terço coronal:*

Os instrumentos encravados no terço coronal são por vezes impossíveis de contornar. Nestes casos, é necessária uma intervenção mecânica.

> Técnica de Masserann: Sob visão microscópica, as brocas de trefina criam espaço à volta da lima partida. Uma vez criado espaço suficiente à volta do fragmento, o extrator é colocado à volta da lima e removido.

> Extractores Endo: Podem ser utilizados com o kit Masserann. Agarram a lima com cianoacrilato e não por fricção como os extractores Masserann.

> <u>Sistema de segurança Endo</u>: Este sistema também utiliza brocas de trefina, mas as trefinas são mais pequenas. Além disso, os extractores utilizam um mecanismo diferente para agarrar os instrumentos.

> <u>Instrumentos ultra-sónicos</u>: Estes instrumentos utilizam vibrações e irrigação de fluidos para remover os fragmentos separados. Com a utilização do microscópio, a ponta ultra-sónica CT4 pode remover o excesso de dentina com precisão e segurança para libertar o instrumento alojado.

b) *Instrumento no terço médio do canal radicular:*

O microscópio torna-se de importância vital para a recuperação de instrumentos separados neste local.

• A inspeção incorrecta da área onde o instrumento está alojado, sem o microscópio, pode levar a complicações desastrosas, como perfurações, saliências ou empurrar o instrumento mais apicalmente.

• Os instrumentos soltos podem ser retirados com pinças de microagulhas e limas de Hedstrom sob visão microscópica.

• Os kits Masserann não são aconselháveis. O sistema de segurança Endo é uma boa alternativa nestas situações.

• Podem também ser utilizadas pontas ultra-sónicas como Slim Jim ou CT4 ou UT4 para chegar ao local onde ocorreu a separação.

• Os extractores Endo também podem ser utilizados se a ponta do instrumento estiver separada da parede dentinária. Se a lima for impossível de contornar, a instrumentação ultra-sónica sob o microscópio é a escolha.

• Em primeiro lugar, o orifício do canal é alargado para facilitar o acesso ao instrumento.

• Em seguida, o microscópio deve ser posicionado para uma visão óptima com uma fonte de luz intensa.

• A instrumentação ultra-sónica com uma ponta CT4 ou UT4 pode ser utilizada para remover cuidadosamente o excesso de dentina até se conseguir a exposição do fragmento.

• Após ter sido obtido um acesso adequado, a ponta ultra-sónica Slim Jim pode ser utilizada para vibrar a lima e soltar qualquer dentina remanescente na ponta do instrumento.

• Pode também ser inserido um expansor D-II T junto à ponta do instrumento em conjunto com oscilações ultra-sónicas.

• Isto faz com que o resto do instrumento fique preso na parede dentinária. Por conseguinte, ao aplicar uma força ligeira no expansor D-IIT apicalmente, a obstrução é deslocada coronalmente.

c) *Instrumento no terço apical*

Para a recuperação de instrumentos no terço apical, o microscópio é um pré-requisito. A localização do instrumento pode ser melhorada através da utilização de uma fonte de luz de fibra ótica.

A fonte de luz de fibra ótica transilumina através dos tecidos gengivais e do osso para destacar o ápice da raiz e a lima para observações cuidadosas.

• Pode tentar-se a utilização de preparação R.C. e NaOcl para contornar o fragmento e, subsequentemente, raspar o fragmento com a lima de Hedstrom.

• A instrumentação sónica adjacente à posição separada pode deslocar o instrumento de forma mais previsível. A instrumentação sónica deve ser feita indiretamente após a colocação de uma lima K junto ao fragmento separado.

• A ativação ultra-sónica também pode soltar as limas e recuperá-las.

• Deve ter-se o cuidado de não empurrar a lima para fora do ápice

• Caso o fragmento separado no terço apical não possa ser recuperado, deve ser incorporado na obturação, de preferência com a técnica de GP quente.

As vantagens da utilização do microscópio na correção de erros processuais aumentam a capacidade do operador para executar cada passo de um procedimento com um elevado nível de conhecimento. Os profissionais estão cientes dos detalhes exactos de um desenvolvimento iatrogénico porque visualizaram a área em grande detalhe.

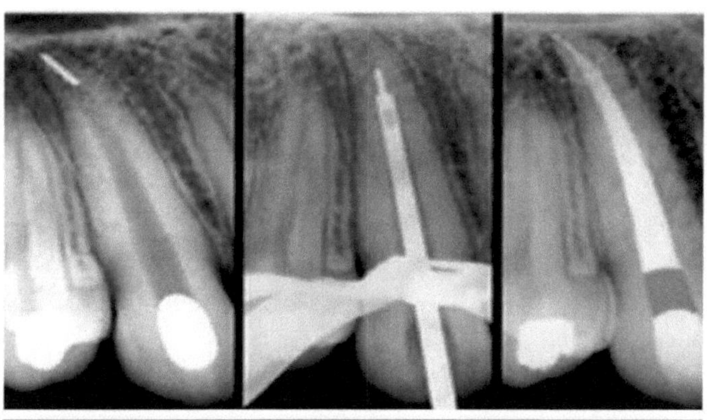

APLICAÇÕES NO DOMÍNIO DA MEDICINA DENTÁRIA

A utilização da ampliação na medicina dentária não é um desenvolvimento isolado, mas faz parte de uma tendência mais ampla na medicina e na medicina dentária para a utilização de técnicas minimamente invasivas para procedimentos que anteriormente exigiam incisões cirúrgicas extensas.

UTILIZAÇÕES EM DENTISTERIA DE RESTAURAÇÃO[53][19]

A introdução do microscópio dentário no domínio da dentisteria de restauração baseou-se e foi consideravelmente facilitada pela experiência já adquirida em Endodontia.

1) *Remoção de cáries e gestão de cáries iniciais e profundas*

- A escavação / remoção completa da cárie é necessária antes da cavidade ser restaurada com uma restauração. Uma vez obtido o acesso à lesão cariosa, a remoção da cárie depende da interpretação do dentista dos estímulos tácteis e da observação das diferenças de cor entre a dentina infetada e a dentina afetada. A visão ampliada, juntamente com os corantes de deteção de cáries, ajuda muito na remoção de cáries.

- Utilizando o microscópio, sob ampliação, a diferença de cor entre a dentina infetada e a dentina afetada pode ser facilmente distinguida. A dentina infetada é geralmente macia e de cor castanha escura. A dentina afetada é castanha clara e dura. Toda a dentina mole e infetada deve ser removida.

- A grande ampliação ajuda a clarificar o diagnóstico da descoloração da fissura. As cáries iniciais podem ser removidas preservando o máximo da estrutura dentária com as novas brocas de precisão microdentária. A preservação do esmalte não só facilita o contorno da restauração, como também reduz o tempo de polimento. Assim, garante um excelente prognóstico a longo prazo para esta restauração micro-invasiva da cor do dente.

-Durante a escavação de uma lesão cariosa profunda, existe a possibilidade de ocorrerem pequenas exposições pulpares, que não são facilmente visíveis a olho nu. Nestes casos, os microscópios são muito úteis para detetar estas pequenas exposições pulpares que podem ser subsequentemente tratadas com procedimentos diretos de capeamento pulpar. Com o microscópio, a colocação correta da base de hidróxido de cálcio também é possível.

2) Preparação coronal

A dentisteria de restauração, particularmente quando a estética é crucial para o sucesso, exige precisão marginal, mesmo uma perturbação mínima na linha de acabamento da chanfradura pode significar a perda de integridade gengival e uma exposição não adequada da interface coroa - raiz. A precisão é essencial para evitar reacções adversas dos tecidos e para alcançar a satisfação do paciente. Com a ajuda de uma ampliação, podemos inspecionar as margens. Assim, uma visão óptima permite a análise do erro e a solução imediata do problema.

3) ***Qualidade da impressão***

Os procedimentos de restauração indireta baseiam-se na captura de uma imagem impecável de toda a preparação da coroa, bem como da junção coronal da raiz intacta. Qualquer desvio nesta representação de moulage é transferido para o corante, um desajuste da restauração e, quando selecionado, presta-se a fugas marginais. Examinar a superfície de impressão para detetar imperfeições, distorções e inadequações marginais com grande ampliação no momento em que a impressão é efectuada, elimina as conjecturas laboratoriais e evita a deceção e frustração de refazer a restauração numa consulta posterior. Uma simples rejeição de uma impressão defeituosa é uma decisão profissional e financeiramente correta.

4) ***Avaliação da superfície inferior da restauração***

Não é invulgar que a superfície inferior de uma restauração de material fundido ou de cerâmica cozida apresente irregularidades. Estas pequenas imperfeições, imperceptíveis a olho nu mas visíveis sob grande ampliação, podem interferir com o assentamento da restauração, alterar a oclusão e, se assentadas, convidar a fugas marginais. Pior ainda, a interface imperfeita coroa - raiz pode ser comparada a uma cunha quando forçada a assentar e, como tal, pode fraturar o dente no ponto de contacto.

5) ***Entrega de restauração e polimento***

O assentamento final de uma coroa de precisão normalmente requer pouco adesivo e apenas um polimento intra-oral ligeiro. No entanto, a mais pequena quantidade de cimento residual deixada na margem da interface raiz-coroa estimula uma reação adversa do tecido de aproximação. A perda subsequente e dolorosa da integridade gengival leva a uma inflamação e recessão graves. A margem da restauração acaba por ficar exposta e perde-se toda a qualidade estética.

O exame das superfícies com um elevado nível de ampliação e iluminação é a única forma de garantir a limpeza da interface coroa/raiz.

6) ***Restauração com caução***

A restauração colada apresenta requisitos de acabamento únicos e mais difíceis e, por conseguinte, exige um maior cuidado e precisão para criar uma margem que seja suave e não irritante para os tecidos gengivais. À medida que se progride através de um regime de brocas e discos de acabamento mais finos, torna-se mais difícil avaliar a textura da superfície da margem crestal acabada. Só quando esta junção é afinada sob ampliação é que se pode ter a certeza de que os tecidos gengivais não ficarão inflamados, não sangrarão, não recuarão nem exporão a interface crítica de preenchimento da raiz.

7) ***Reparação de restaurações***

As restaurações de amálgama ou de compósito defeituosas podem ser avaliadas e reparadas ou substituídas sob grande ampliação. As cáries secundárias sob a restauração podem ser removidas de forma óptima sem danificar o esmalte com a ajuda de microburs sob grande ampliação.

8) ***Documentação e educação dos doentes***

A captação de imagens de vídeo microscópicas em diferentes ampliações demonstra ao doente a exatidão do diagnóstico e o seu impacto no tratamento. Isto contribui decisivamente para uma comunicação eficaz e direta com o doente. As imagens de vídeo podem ser facilmente armazenadas numa base de dados digital, facilitando a documentação exacta do diagnóstico e o registo de passos terapêuticos importantes.

UTILIZAÇÕES EM MICROCIRURGIA PERIODONTAL

Nos últimos anos, a periodontia tem assistido a um refinamento crescente dos procedimentos que exigem uma capacidade cirúrgica progressivamente mais complexa. A cirurgia óssea regenerativa e ressectiva, a cirurgia plástica periodontal e os implantes dentários exigem um desempenho clínico que desafia a capacidade técnica dos periodontistas para além do alcance da acuidade visual normal.

A microcirurgia periodontal introduz a possibilidade de procedimentos cirúrgicos consideravelmente menos invasivos na periodontite, exemplificados por uma menor necessidade de incisões de libertação vertical e um local cirúrgico mais pequeno. Os periodontistas, tal como outros microcirurgiões, também se aperceberam do facto de que a redução do tamanho da incisão está diretamente relacionada com a redução da dor pós-operatória.

(1) *Preparação da raiz*

Um dos principais objectivos da cirurgia periodontal é o acesso visual à superfície da raiz para a remoção de placa bacteriana e cálculos e para o planeamento da estrutura dentária patologicamente alterada. A ampliação com o microscópio melhora muito a capacidade do cirurgião de obter superfícies radiculares limpas e lisas. A ampliação permite a preparação de tecidos duros e moles. As superfícies das feridas podem ser unidas de acordo com o princípio microcirúrgico da aproximação da articulação da extremidade. Isto melhora a cicatrização da ferida primária com uma regeneração periodontal melhorada.

(2) *Cirurgia sob ampliação*

A visualização da cirurgia periodontal sob ampliação não pode deixar de impressionar o clínico com a aspereza da manipulação cirúrgica convencional. O que à vista desarmada parece ser uma manipulação suave revela-se ao microscópio como um esmagamento e rasgamento grosseiros de tecidos delicados. A microcirurgia periodontal é, assim, uma transição natural dos princípios cirúrgicos convencionais, através da qual a ampliação é utilizada para permitir uma manipulação precisa e atraumática dos tecidos moles e duros, de modo a melhorar a cicatrização das feridas.

Com a ajuda de instrumentos microcirúrgicos, como o bisturi microcirúrgico Castroviego, é possível criar incisões limpas para preparar a ferida para a cicatrização por intenção primária. A ampliação com um microscópio permite a fácil identificação dos bordos irregulares da ferida para serem aparados e limpos. Para permitir o encerramento primário da ferida, podem ser utilizadas micro-suturas de 6-0 a 9-0 para aproximar os bordos da ferida.

Assim, a microcirurgia oferece novas possibilidades para a periodontia que podem melhorar o resultado terapêutico para uma variedade de procedimentos. Os seus benefícios incluem -

- Cosmética melhorada
- Cicatrização rápida
- Maior aceitação por parte dos doentes

A periodontia do futuro assistirá a uma maior utilização da ampliação em todas as áreas de prática, incluindo a implantologia.

<u>UTILIZAÇÕES EM DENTISTERIA PROTÉTICA</u>[21]

Os protésicos e os técnicos de laboratório dentário também utilizam versões de bancada do estereomicroscópio.

Um estereomicroscópio com um anel de luz de fibra ótica é adequado para procedimentos laboratoriais. É uma ferramenta ideal para trabalhos de laboratório dentário de alta precisão, especialmente nas áreas marginais, por exemplo

1.   Ao fazer um padrão de cera para um inlay/onlay/coroa, o microscópio é uma ferramenta ideal para o contorno marginal.

2.   As saliências num padrão de cera podem ser facilmente apreciadas, com o microscópio e removidas.

3.   Antes de colocar as restaurações de cerâmica fundida no coto de gesso, após a sua remoção, pela primeira vez, este deve ser cuidadosamente examinado ao microscópio para detetar irregularidades ou nódulos de fundição no lado interior.

4.   No passo final da colocação do inlay / onlay / coroa, as margens podem ser polidas com o disco de polimento de cerâmica sob o microscópio.

UTILIZAÇÃO EM CIRURGIA ORAL E MAXILOFACIAL

O microscópio cirúrgico pode ser altamente benéfico para o cirurgião oral em procedimentos como.

1. Reconstrução microcirúrgica do rebordo alveolar com um retalho escapular.

2. Utilização do retalho livre do dorso do pé para fechamento de fístula oronasal alveolar maxilar anterior.

3. Reconstrução labial.

4. Microcirurgia para defeitos faciais de tecidos moles.

5. Reconstrução da articulação temporomandibular, etc.

12. ÂMBITO FUTURO DO MICROSCÓPIO EM ENDODONTIA

O uso do microscópio redefiniu o conceito de visualização em endodontia, a ponto de poder ser considerado como parte integrante do armamentário para todos os procedimentos endodônticos. A capacidade de inspecionar o canal radicular, tanto ortograda como retrógrada, estabeleceu novos padrões para os resultados da terapia do canal radicular.

Diagnóstico de cáries de fissura, microfracturas, acesso em linha reta ao ápice do canal, exposição completa da câmara pulpar, remoção do teto pulpar (deroofing), localização dos orifícios do canal, especialmente MB2 nos primeiros molares superiores, mapa dentinário, canais dobrados, divididos e ovais, cálculos/calcificações pulpares, técnicas de obturação, reparações de perfurações com agregado de trióxido mineral, fracturas, recuperação de instrumentos, ramificações apicais, retratamento, especialmente remoção de guta-percha, e defeitos ou dobras em limas rotativas, podem ser identificados mais cedo, evitando assim fracturas de instrumentos.

Para prestar os melhores cuidados possíveis, é inegável que os dentistas devem ser capazes de diagnosticar com exatidão a etiologia da queixa do paciente e tratar o problema. Um microscópio cirúrgico permite aos médicos focar um dente ou um quadrante de dentes com uma nitidez incomparável e um feixe de luz focado que ilumina o campo operatório.

A atenção do operador está centrada no dente a ser tratado. O microscópio é posicionado de forma a que a coluna do dentista fique numa posição vertical, eliminando dores nas costas e no pescoço. A acuidade visual do videoscópio é incomparável, uma vez que a ampliação pode ser facilmente ajustada, aumentando ou diminuindo a ampliação para uma maior ou menor. Os feixes de luz de halogéneo e xénon concentrados não são dispersos, mas sim focados no campo.

A utilização plena de um microscópio operatório durante os

procedimentos dentários requer prática e paciência. A maioria dos novos utilizadores comete o erro de começar com a definição de ampliação mais elevada em vez das definições mais baixas, que ajudam a familiarizar o médico com a profundidade de campo e o posicionamento do apoio para os dedos, sem bloquear a visão do dente; facilitam os movimentos dos dedos e dos braços para a passagem e entrega de instrumentos ao assistente; e optimizam o posicionamento do doente, o que é da maior importância para uma ergonomia adequada.

A ergonomia é um dos aspectos mais benéficos da utilização de ampliações, especialmente do microscópio cirúrgico. É o estudo da eficiência das pessoas no seu ambiente de trabalho. É também a ciência aplicada à conceção de equipamento para o local de trabalho com o objetivo de aumentar a produtividade reduzindo a fadiga e o desconforto do operador. Os problemas músculo-esqueléticos, tais como hérnias discais, espondilose, impacto da coifa dos rotadores e problemas no pescoço, nas costas e nos ombros, estão a aumentar na comunidade dentária devido a várias variações posturais, ao trabalho a curta distância, à flexão ou à posição inadequada.

No entanto, ainda hoje, há dentistas que discutem a necessidade de um endoscópio durante os procedimentos endodônticos e só o utilizam quando vêem uma fissura ou fratura a olho nu. A opinião "**só preciso dele quando preciso**" equivale a usar o cinto de segurança apenas quando alguém suspeita que pode ter um acidente de viação.

O treinamento no uso de um SOM é agora um requisito obrigatório na maioria dos programas de residência endodôntica de pós-graduação. Atualmente, os endodontistas estão familiarizados com a utilização de microscópios; no entanto, muitos não são eficientes na sua utilização. Cabe aos endodontistas e dentistas gerais procurar mentores e colegas que os ajudem a dominar o microscópio em todo o seu potencial.

Os endodontistas podem usufruir de uma multiplicidade de novos avanços e ferramentas tecnológicas que não estavam disponíveis há décadas atrás. Através destes avanços, o dente que de outra forma estaria condenado pode ser salvo. Por outro lado, os pacientes também beneficiam ao evitar tratamentos desnecessários se o dente não for recuperável, como fissuras internas que se estendem pelos canais, perfuração maciça ou estrutura coronal inadequada para restauração definitiva. As SOMs permitem que o clínico veja fracturas verticais da raiz e perfurações do assoalho pulpar, e descubra os sistemas de canais extras que estão presentes na maioria dos dentes.

Os doentes merecem o cuidado adicional com a acuidade visual que os microscópios proporcionam; as nossas obrigações profissionais exigem que sejamos e continuemos a ser os **"médicos da boca"**. A questão é: ver ou não ver.

Endoscópio[32] [33] [54] [36]

Em 1996, foi documentada na literatura a utilização de um endoscópio com lente de vareta como instrumento de ampliação para procedimentos endodônticos convencionais e cirúrgicos. O endoscópio de lente de vareta é constituído por hastes de vidro que funcionam em conjunto com uma câmara, uma fonte de luz e um monitor. A opção de um gravador digital (streaming de vídeo ou captura de imagens fixas) pode ser adicionada ao sistema para documentação de um procedimento.

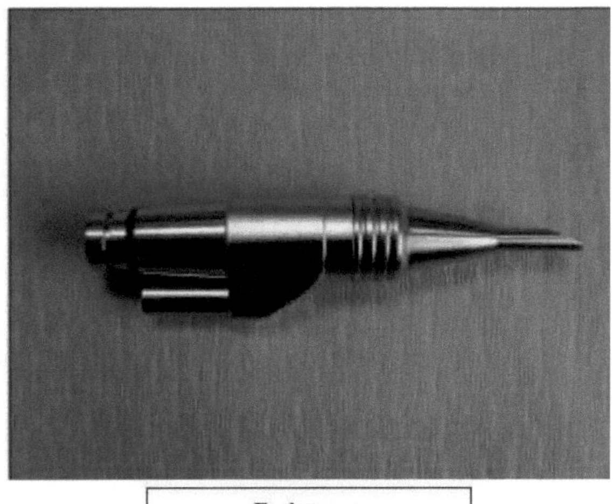

O endoscópio com lente de vareta permite aos médicos uma ampliação superior à que pode ser obtida com lupas ou um microscópio, com uma resolução ótica comparável à do microscópio e das lupas.

Orascope ·3[256]

Um orascope é um endoscópio de fibra ótica concebido para visualização intracanal. A fibra ótica é um plástico pequeno, leve e flexível. A qualidade da imagem tem uma correlação direta com o número de fibras e o tamanho da lente utilizada.

Tanto um orascópio como um endoscópio funcionam em conjunto com uma câmara, uma fonte de luz e um monitor. A opção de uma impressora ou de um gravador digital pode ser adicionada ao sistema para o procedimento de documentação. No passado, a imagiologia por fibra ótica proporcionava uma ergonomia superior, mas sofria de má qualidade de imagem.

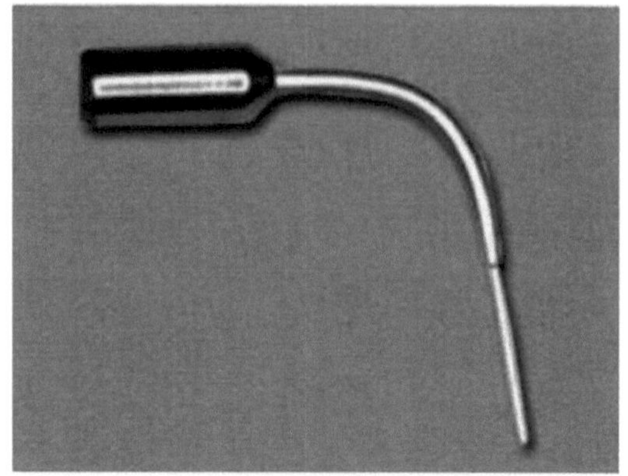

Orascope

<u>Microscópio montado na cabeça</u>

Tem uma gama de ampliação de 2,9× a 7,0×. A sua distância de trabalho é de 11,81-27,56 polegadas. Tem focagem automática e uma câmara de focagem automática integrada. Também possui uma ótica de luz integrada.

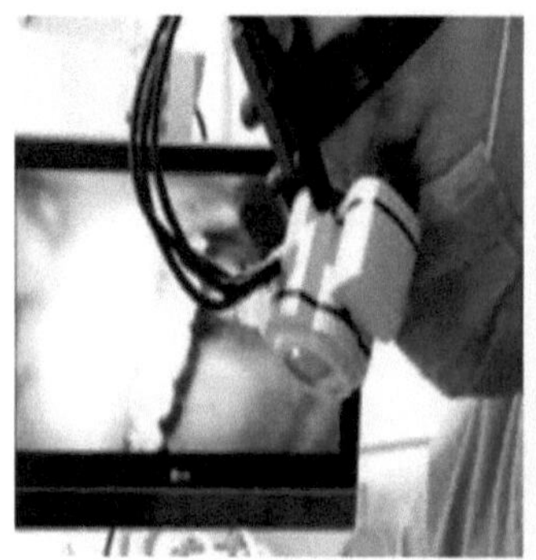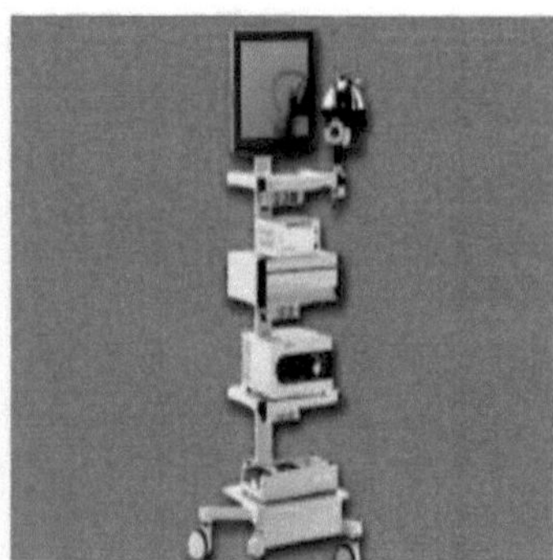

Head Mounted Microscope

Sistema de visualização endodôntica (EVS) [30]

O Sistema de Visualização Endodôntica EVS (JEDMED Instrument Company, St Louis, MO, EUA), recentemente introduzido, incorpora a endoscopia e a oroscopia numa única unidade. O sistema EVS permite dois métodos de documentação.

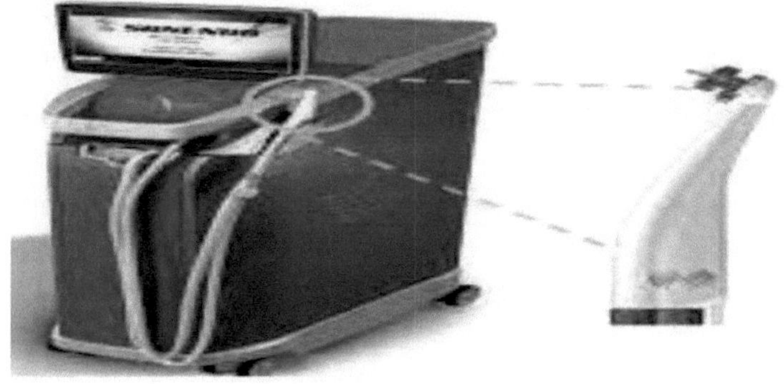

Atualmente, foi introduzido o sistema EVS II. Também combina o orascópio de fibra ótica e um endoscópio rígido.

13. RESUMO

Shakespeare citou, **"O que é passado é prólogo"**, o mesmo se aplica ao aparecimento do microscópio operatório dentário que revolucionou verdadeiramente a medicina dentária num período de tempo extremamente curto. Proporciona uma oportunidade extraordinária para os médicos se aproximarem do seu potencial máximo. Esta tecnologia melhorou significativamente o desempenho, os resultados e a satisfação pessoal.

O microscópio cirúrgico é um dispositivo emprestado de campos cirúrgicos afins, utilizado no campo da Endodontia e melhorado pela investigação. Inicialmente, os cirurgiões utilizavam lupas quando era necessária uma ampliação. As lupas são benéficas porque são pequenas em tamanho, fáceis de transportar e baratas. Mas com o advento do microscópio cirúrgico e as suas vantagens, as lupas passaram a ser utilizadas com menos frequência. O microscópio permite uma visão estereoscópica pormenorizada de um pequeno campo operatório, o que as lupas não conseguem. Proporciona uma maior ampliação, iluminação e propriedades ópticas superiores. O médico pode alterar facilmente a ampliação de trabalho. Utilizando divisores de feixe, o cirurgião assistente pode também visualizar diretamente o campo cirúrgico ampliado. No entanto, o microscópio também tem algumas limitações. Com uma ampliação maior, o campo de visão e a profundidade de focagem são reduzidos. É necessário algum tempo para se adaptar à utilização do microscópio. A posição do cirurgião é limitada durante a utilização do microscópio e este é muito dispendioso.

Os princípios ópticos dos vários microscópios cirúrgicos são basicamente os mesmos:

♦ Na parte da frente, a lente objetiva, de grande diâmetro, capta o objeto até ao infinito.

♦ Em seguida, os dois sistemas de troca de ampliação lado a lado aumentam ou diminuem a ampliação inicial do sistema de lente frontal.

♦ Atrás, o tubo binocular e a ocular formam um telescópio e servem para ampliar e inverter as imagens. A ocular permite então ao observador visualizar o campo operatório de forma estereoscópica e altamente ampliada.

A ampliação fornecida pelo microscópio é inversamente proporcional ao campo de visão e à profundidade de campo, ou seja, à medida que a ampliação aumenta, o campo de visão e a profundidade de campo diminuem.

É importante preparar o microscópio antes de uma cirurgia para evitar complicações durante a mesma. O microscópio deve ser posicionado corretamente para a operação específica e de acordo com o conforto do cirurgião. A distância interpupilar é ajustada e a parfocalidade é verificada.

Foram fabricados muitos acessórios para o microscópio operatório. O divisor de feixe ajuda a fixar vários acessórios, como o adaptador fotográfico ou o adaptador de visualização dupla, que também ajuda a fixar tubos de observação, câmaras de TV fixa, de cinema ou de vídeo.

O microscópio é extremamente útil no diagnóstico de dentes fissurados ou fracturados, na deteção de saliências de restaurações e na inspeção das margens das coroas.

As suas utilizações na Endodontia convencional incluem a localização de orifícios de canais calcificados, canais difíceis de encontrar como o MB2, recuperação de instrumentos partidos, pontas de prata e reparação não cirúrgica de perfurações.

É também muito útil em cirurgias apicais. O aumento e a iluminação do microscópio são muito úteis na deteção de istmos, portais acessórios de saída, microfracturas, barbatanas, perfurações, etc. Os ultra-sons, em conjunto com o microscópio, permitem a retropreparação ao longo do longo eixo do dente, seguida de retropreenchimento com a ajuda de retro-espelhos sob visão ampliada, assegurando uma vedação hermética. Assim, o microscópio e a técnica microcirúrgica permitem a identificação e o tratamento de todo o sistema de canais radiculares de forma previsível e precisa.

O microscópio cirúrgico é o único meio através do qual o procedimento microcirúrgico pode ser documentado. É possível montar uma câmara de TV, de cinema ou de vídeo de 35 mm em praticamente todos os microscópios, com a ajuda de um divisor de feixe e de adaptadores de fotografia, sendo também possível gravar em vídeo o procedimento e produzir impressões em vídeo. A gravação não só é útil do ponto de vista jurídico, como também constitui uma fonte de educação para os estudantes e para os doentes.

Vários outros campos da medicina dentária, para além da endodontia, também encontraram algumas aplicações para o microscópio. Na dentisteria de restauração, é utilizado para o tratamento de cáries iniciais e profundas, inspeção das margens da restauração e reparação de restaurações. Nas cirurgias periodontais, a ampliação e a iluminação com o microscópio melhoram consideravelmente a capacidade do cirurgião para obter superfícies radiculares limpas e lisas e a preparação de tecidos duros e moles. Os prostodontistas e os técnicos de laboratório dentário utilizam o microscópio para contornar a margem do padrão de cera, inspecionar moldes, remover o brilho, polir as margens, etc. Os cirurgiões orais também estão a utilizar o microscópio para reparações microvasculares, técnicas de enxerto, etc.

Assim, vimos como o microscópio cirúrgico pode ser benéfico para o endodontista, uma vez que é útil em quase todos os aspectos da endodontia, proporcionando melhores resultados. Por fim, como dizia Anatole France: **"Para realizar grandes coisas, é preciso sonhar e agir."** O sucesso final depende de nós e do nosso empenho em alcançar a perfeição e a excelência. Se fizermos um esforço honesto e sincero, ver-nos-emos rejuvenescidos e a Endodontia mais agradável.

14. CONCLUSÃO

A endodontia mudou fundamentalmente nos quinze anos que se seguiram à introdução do microscópio cirúrgico. O benefício da incorporação do microscópio na prática clínica não parecia aparente no início; no entanto, em pouco tempo, tornou-se evidente que os benefícios clínicos excediam em muito as expectativas. A nova abordagem microcirúrgica rectificou todas as deficiências da cirurgia apical tradicional, tornando o procedimento muito mais previsível.

A utilização de ferramentas de ampliação, como o microscópio cirúrgico e a lupa de ampliação em medicina dentária, não só melhora a qualidade dos cuidados prestados aos pacientes, como também alarga a gama de tratamentos que podem ser oferecidos. As várias vantagens da ampliação são: imagem ampliada, iluminação brilhante, melhor postura, maior conforto, maior precisão, melhores cuidados dentários e opções de tratamento adicionais que aumentam a rentabilidade. A nova era da micro dentisteria, micro endodontia e micro sutura para vários procedimentos microcirúrgicos em medicina dentária está a ganhar popularidade com as ferramentas de ampliação.

O microscópio operatório dentário revolucionou verdadeiramente a medicina dentária num período de tempo extremamente curto. Proporciona uma oportunidade extraordinária para os médicos se aproximarem do seu potencial máximo. Esta tecnologia melhorou significativamente o desempenho, os resultados e a satisfação pessoal.

O microscópio operatório tem sido utilizado em endodontia cirúrgica e não cirúrgica para diagnóstico e tratamento. A iluminação e a ampliação proporcionadas pelo microscópio operatório, bem como a utilização de instrumentos microcirúrgicos, permitiram aos microcirurgiões trabalhar com maior acuidade visual e efetuar procedimentos com maior precisão. Os operadores são ajudados a manter as posições de trabalho ergonómicas e ortopédicas mais favoráveis durante a utilização do microscópio cirúrgico.

À medida que a utilização do microscópio operatório se generaliza nos procedimentos endodônticos, de restauração e periodontais, os microcirurgiões dentários poderão obter resultados de tratamento mais exactos e previsíveis com um menor desconforto para o paciente.

E, finalmente, o sucesso final depende de nós e do nosso empenho em alcançar a perfeição e a excelência. Se fizermos esforços honestos e sinceros, ver-nos-emos rejuvenescidos e a endodontia tornar-se-á mais agradável.

'VER MELHOR.... FAZER MELHOR'

15. BIBLIOGRAFIA

1.	Carr GB, Murgel CA. A utilização do microscópio operatório em endodontia. Dental Clinics. 2010;54(2):191-214.

2.	Pecora GE, Pecora CN. Uma nova dimensão na endocirurgia: a micro-cirurgia. Revista de Odontologia Conservadora: JCD. 2015;18(1):7.

3.	Kim S. Principles of endodontic microsurgery. Dental Clinics of North America. 1997;41(3):481-97.

4.	Mohan R, Gundappa M. Ferramentas de ampliação: Microscópio cirúrgico e lupa de ampliação na prática dentária. IJERT. 2013;2(8):14-22.

5.	Del Fabbro M, Taschieri S. Terapia endodôntica utilizando dispositivos de ampliação: uma revisão sistemática. Journal of dentistry. 2010;38(4):269-75.

6.	Uluç K, Kujoth GC, Ba⅞kaya MK. Microscópios operacionais: passado, presente e futuro. Neurosurgical focus. 2009;27(3):E4.

7.	Schultheiss D, Denil J. História do microscópio e desenvolvimento da microcirurgia: uma revolução para a cirurgia do trato reprodutor. Andrologia. 2002;34(4):234- 41.

8.	Rubinstein R. Ampliação e iluminação em cirurgia apical. Endodontic topics. 2005;11(1):56-77.

9.	Rubinstein R. A anatomia do microscópio cirúrgico e as posições de operação. Dental Clinics of North America. 1997;41(3):391-413.

10.	Daoudi MF. Gestão microscópica de erros de procedimento

endodôntico: reparação de perfurações. Atualização Dentária. 2001;28(4):176-80.

11. Kim S, Rethnam S. Hemostasis in endodontic microsurgery. Dental Clinics of North America. 1997;41(3):499-511.

12. Hsu YY, Kim S. A superfície radicular ressecada. A questão dos istmos dos canais. Dental Clinics of North America. 1997;41(3):529-40.

13. Carr GB. Preparação ultra-sónica da extremidade radicular. Clínica Dentária da América do Norte. 1997;41(3):541-54.

14. Koch K. O microscópio: o seu efeito na sua prática clínica. Dental Clinics of North America. 1997;41(3):619-26.

15. Khayat B. A utilização da ampliação na terapia endodôntica: o microscópio operatório. Periodontia prática e odontologia estética: PPAD. 1998;10(1):137-44.

16. Torabinejad M, Ford TP. Materiais de obturação da extremidade radicular: uma revisão. Traumatologia Dentária. 1996;12(4):161-78.

17. Kim S, Baek S. O microscópio e a endodontia. Dental Clinics. 2004;48(1):11-8.

18. Kandaswamy D, Nandini S, outros. Nova classificação dos retalhos endodônticos. Endodontologia. 2005;17(2):14-9.

19. Kim S, Kratchman S. Conceitos e prática da cirurgia endodôntica moderna: uma revisão. Journal of endodontics. 2006;32(7):601-23.

20. Niemczyk SP. Fundamentos da microcirurgia endodôntica. Dental Clinics. 2010;54(2):375-99.

21. Kumar R, Khambete N. Microscópios cirúrgicos em endodontia: visão alargada e possibilidade. Work. 2013;1:2.

22. Saxena P, Gupta SK, Newaskar V. Biocompatibilidade dos materiais de obturação da extremidade radicular: atualização recente. Restorative dentistry & endodontics. 2013;38(3):119-27.

23. Priyanka S, Veronica A. Uma revisão da literatura sobre materiais de obturação de extremidades radiculares. IOSR Journal of dental and medical sciences. 2013;9(4):20-5.

24. Ananad S, Soujanya E, Raju A, Swathi A. Microcirurgia endodôntica: Uma visão geral. Dentistry and Medical Research. 2015;3(2):31-7.

25. Bahcall JK. Visualização em endodontia. Jornal Europeu de Odontologia Geral. 2016;2(02):96-101.

26. Augustine V, Tiwari RV, Baruah Q, Baruah K, Singh S. Ampliação em Endodontia - Uma Revisão. Jornal Indiano de Endodontia Conservadora e Endodontia. 2017;2(3):73-6.

27. Low JF, Dom TNM, Baharin SA. Ampliação em endodontia: Uma revisão da sua aplicação e aceitação entre os profissionais de medicina dentária. Revista europeia de odontologia. 2018;12(04):610-6.

28. Srinivasan M, Dhanavel C, Rayapudi J. Evolução das ampliações em endodontia: Uma revisão. Jornal de Odontologia Científica. 2020;10(1):22.

29. Bud M, Jitaru S, Lucaciu O, Korkut B, Dumitrascu-Timis L, Ionescu C, et al. As vantagens do microscópio operatório dentário na dentisteria de restauração. Relatórios de Medicina e Farmácia. 2021;94(1):22.

30. Setzer FC, Kratchman SI. Situação atual e direcções futuras: Endodontia cirúrgica. International Endodontic Journal. 2022;55:1020-58.

31. Chong bs, pitt ford tr. Materiais de obturação da extremidade radicular: racionalidade e resposta dos tecidos. Endodontic topics. 2005;11(1):114-30.

32. Bahcall JK, difiore PM, Poulakidas TK. Uma técnica endoscópica para cirurgia endodôntica. Journal of endodontics. 1999;25(2):132-5.

33. Von Arx T, Hunenbart S, Buser D. Cirurgia endodôntica assistida por endoscópio e vídeo. Quintessência internacional. 2002;33(4).

34. Jaskaran SinghMagnificação em endodontia - o pequeno é suficientemente grande - Um artigo de revisão.2022;4(1):10-20

35. Bonetti Filho I, Esberard RM, de Toledo Leonardo R, del Rio CE. Avaliação microscópica de três limas endodônticas pré e pós-instrumentação. Jornal de endodontia. 1998;24(7):461-4.

36. Erten H, Uçtasli MB, Akarslan ZZ, Uzun O, Baspinar E. A avaliação do exame visual sem auxílio, da câmara intra-oral e do microscópio operatório para a deteção de lesões de cárie oclusal. Dentisteria Operatória. 2005;30(2):190-4.

37. Baldassari-Cruz LA, Lilly JP, Rivera EM. A influência do microscópio operatório odontológico na localização do orifício do canal mesiolingual. Oral Surgery, Oral Medicine, Oral Pathology, Oral Radiology, and Endodontology. 2002;93(2):190-4.

38. Weathers AK. Acesso ao sucesso: um olhar mais atento à ampliação. Dentistry today. 2005;24(2):106-8.

39. Baldassari-Cruz LA, Wilcox LR. Eficácia da remoção de guta-percha com e sem o microscópio. Journal of Endodontics. 1999;25(9):627-8.

40. Fogel HM, Peikoff MD, Christie WH. Configuração do canal na raiz mesiovestibular do primeiro molar superior: um estudo clínico. Jornal de endodontia. 1994;20(3):135-7.

41. Weller RN, Niemczyk SP, Kim S. Incidência e posição do istmo do canal. Parte 1. Raiz mesiovestibular do primeiro molar superior. Jornal de endodontia. 1995;21(7):380-3.

42. Girsch WJ, mcclammy TV. Remoção microscópica de dens invaginatus. Journal of Endodontics. 2002;28(4):336-9.

43. Friedman MJ, Landesman HM. Microscope-Assisted Precision (MAP) Dentistry-A Challenge for New Knowledge (Odontologia de precisão assistida por microscópio - um desafio para novos conhecimentos). Jornal da Associação Dentária da Califórnia. 1998;26(12):900-5.

44. Reuben HL, Apotheker H. Cirurgia apical com o microscópio dentário. Cirurgia Oral, Medicina Oral, Patologia Oral. 1984;57(4):433-5.

45. Carr GB. Microscópios em endodontia. Jornal da Associação Dentária da Califórnia. 1992;20(11):55-61.

46. Hoskinson ae. Tratamento de tecidos duros: acesso ósseo, curetagem, biópsia e isolamento radicular. Tópicos em Endodontia. 2005;11(1):98-113.

47. Behle C. Fotografia e o microscópio operatório em medicina dentária. Jornal da Associação Dentária da Califórnia. 2001;29(10):765-70.

48.   Ibarrola JL, Knowles KI, Ludlow MO, mckinley Jr IB. Factores que afectam a negociabilidade dos segundos canais mesiobucais em molares superiores. Journal of endodontics. 1997;23(4):236-8.

49.   Pecora G, Andreana S. Utilização do microscópio operatório dentário na cirurgia endodôntica. Cirurgia oral, medicina oral, patologia oral. 1993;75(6):751-8.

50.   Vasudev S, Goel B, Tyagi S. Materiais de obturação de extremidades radiculares - uma revisão. Endodontologia. 2003;15(2):12-8.

51.   Michaelides P. Utilização do microscópio operatório em medicina dentária. Jornal da Associação Dentária da Califórnia. 1996;24(6):45-50.

52.   Velvart P, Peters CI, Peters OA. Gestão de tecidos moles: desenho do retalho, incisão, elevação do tecido e retração do tecido. Tópicos de Endodontia. 2005;11(1):78-97.

53.   Cordero I. Compreender e cuidar de um microscópio operatório. Saúde ocular comunitária. 2014;27(85):17.

54.   Britto LR, Veazey WS, Manasse GR. Monitor de vídeo pessoal como acessório para microscópios cirúrgicos dentários. Quintessência internacional. 2004;35(2).

55.   Selden H., Bethlehem P. The Role of Dental Operating Microscope in Improved Nonsurgical Treatment of "Calcified" Canals (O papel do microscópio operatório dentário no tratamento não cirúrgico melhorado de canais "calcificados"). Cirurgia Oral Medicina Oral Patologia Oral. 1989; 64; 1:93-98.

56.   Selden H. O microscópio operatório dentário e a sua lenta aceitação. Journal of Endodontics 2002; 28; 3:206-207.

57.	Navarre S. W., Steiman H.R. Root End Fracture during Retro preparations. Jornal de Endodontia. 2002;28;4; 330-332.

58.	Rampado M., Tjaderhane L. O Benefício do Microscópio Operatório para o Preparo de Cavidades de Acesso por Estudantes de Graduação. Journal of Endodontics. 2004; 30; 12: 863-867.

59.	Mines P., Loushine R. Utilização do Microscópio em Endodontia: Report Based on Questionare. Journal of Endodontics.1999; 25; 11:755-758.

60.	Mehlhaff D.S., Marshall G.J., Baumgartner C.J. Comparação da preparação da extremidade radicular por ultra-sons e por broca de alta velocidade utilizando um dente bilateral compatível. Jornal de Endodontia. 1997; 23; 7:448-452.

61.	Kinomoto Y., Takeshige F., Hayashi M., Ebisu S. Optimal Positioning for Dental Operating Microscope during Nonsurgical Endodontics. Jornal de Endodontia. 2004; 30; 12:860-862.

62.	Gorman C., Steiman H., Gartner A. Scanning Electron Microscopic Evaluation of Root End Preparations. Jornal de Endodontia. 1995; 21;(3):113-117.

63.	Gorduysus M., Friedman S. Operating Microscope Improves Negotiation of Second Mesiobuccal Canals in Maxillary Molars. Jornal de Endodontia. 2001; 27; (11):683-686.

64.	Carvalho M., Zuolo M. Localização de Orifícios com um Microscópio. Jornal de Endodontia. 2000; 26;(9):532-534.

65.	Buhrley L, Barrows M. Efeito da ampliação na localização do canal MB2 em molares superiores. Jornal de Endodontia. 2002; 28; (4):324-327.

66.	Bonetii I., Esberard R. Avaliação microscópica de três limas endodônticas pré e pós-instrumentação. Journal of Endodontics. 1998; 24; (7):461-464.

67. Apothekar H., Reuben H. Cirurgia apical com microscópio dentário. Cirurgia Oral Medicina Oral Patologia Oral. 1984; 57(4):433-236.

68. www.microbus.com Quem inventou o microscópio? História do Microscópio. 2005:1-2.

69. Zeiss. Design of Surgical Microscope, Manual of Surgical Microscopes. Carl Zeiss

70. Mithra S. Quais são os diferentes tipos de microscópios? 2005, www.wiseGEEK.com.

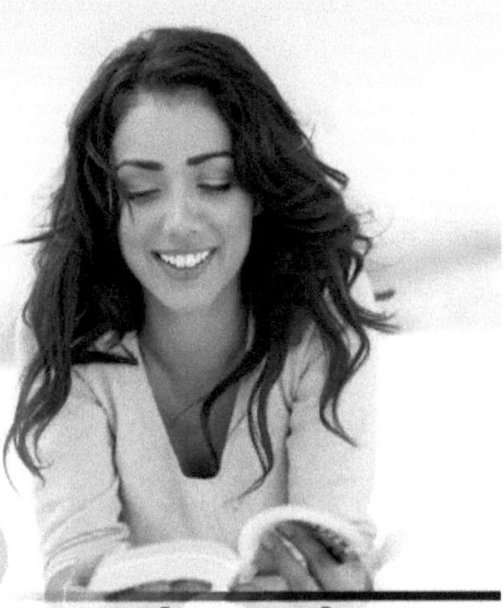

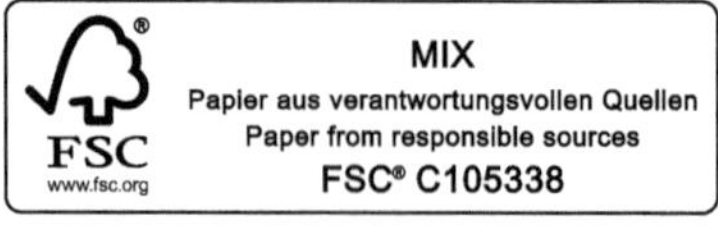

Printed by Books on Demand GmbH, Norderstedt / Germany